Quilos
emocionais

DR. STÉPHANE CLERGET

Quilos emocionais

Como se livrar deles sem dieta nem medicamentos

Tradução
Andréia Manfrin Alves

Título original: *Les Kilos émotionnels: Comment s'en libérer sans régime ni médicaments*
Copyright © Éditions Albin Michel, Paris, 2009
Tradução para a língua portuguesa © 2023 Casa dos Mundos / LeYa Brasil, Andréia
Manfrin Alves

Todos os direitos reservados e protegidos pela Lei 9.610, de 19.02.1998.
É proibida a reprodução total ou parcial sem a expressa anuência da editora.

Editora executiva
Izabel Aleixo

Produção editorial
Ana Bittencourt, Carolina Vaz e Rowena Esteves

Preparação
Victor Almeida

Revisão
João Rodrigues

Diagramação e projeto gráfico
Alfredo Loureiro

Capa
Tita Nigrí

Dados Internacionais de Catalogação na Publicação (CIP)
Angélica Ilacqua CRB-8/7057

Clerget, Stéphane
   Quilos emocionais: como se livrar deles sem dieta nem remédios / Stéphane
Clerget; tradução de Andréia Manfrin Alves. – São Paulo: LeYa Brasil, 2023.
   248 p.

ISBN 978-65-5643-295-3
Título original: Les Kilos émotionnels: Comment s'en libérer sans régime ni
médicaments

1. Ganho de peso - Aspectos psicológicos 2. Emagrecimento I. Título II. Alves,
Andréia Manfrin
23-3935   CDD 616.8526

Índices para catálogo sistemático:
1. Distúrbios alimentares – Aspectos psicológicos

LeYa Brasil é um selo editorial da empresa Casa dos Mundos.

Todos os direitos reservados à
CASA DOS MUNDOS PRODUÇÃO EDITORIAL E GAMES LTDA.
Rua Frei Caneca, 91 │ Sala 11 – Consolação
01307-001 – São Paulo – SP
www.leyabrasil.com.br

Para Isabelle, atriz de infinitas emoções

SUMÁRIO

INTRODUÇÃO	11
1. SOBREPESO, TRANSTORNOS ALIMENTARES E EMOÇÕES	**13**
Dietas e prática esportiva, ok, mas...	15
As causas genéticas	16
As causas educacionais	18
As causas emocionais	19
Os transtornos do comportamento alimentar	19
Como as emoções agem sobre nosso peso	25
O esquema corporal	31
O esquema emocional	32
A memória dos quilos	35
2. IDENTIFICAR O QUE NOS FAZ COMER	**38**
Emoção *versus* vontade	39
Um diário	43
Como reagir às emoções	47
As pulsões que nos fazem ganhar peso	49
A pulsão oral: uma pulsão vital	50
Como a psique domina suas pulsões	55

As chamadas personalidades "orais" 64

A pulsão de dominação 65

3. A influência da educação e do ambiente **69**

"Coma para ser alguém!" 69

O alimento transporta as emoções dos pais 71

A educação do paladar 72

A criança também devora símbolos 74

Quando a televisão sacia a criança... 76

A obesidade na criança e no adolescente 77

O peso dos pais 79

A criança imaginária 81

Laços que atravessam gerações 83

4. Comer para não ser dependente **90**

Depender dos alimentos para parar de sofrer 91

O adolescente, um alvo 94

A bulimia 99

O alimento antidepressivo 100

5. A gravidez e a menopausa **103**

Os quilos na gravidez 103

Quando a vontade passa 106

O impacto dos abortos espontâneos 107

Menopausa emocional 108

6. Tudo o que age sobre nossas emoções **111**

Os medicamentos 111

Os alimentos 113

O impacto emocional das dietas 116

O peso do estresse 118

7. COMO REDUZIR O ESTRESSE — **123**

    Estresse bom e ruim — 123

    Como prevenir o estresse — 130

    O sono alimenta — 144

8. COMO EVITAR QUE NOSSAS EMOÇÕES NOS FAÇAM COMER — **149**

    O medo — 150

    A tristeza — 153

    O tédio — 155

    A ansiedade — 158

    A raiva — 163

    O ciúme e a inveja — 167

    Os remorsos e arrependimentos — 169

    A sensação de vazio — 171

    A alegria — 175

9. OS QUILOS DA DEPRESSÃO — **180**

    Como a depressão age sobre o peso — 181

    O papel dos medicamentos — 184

    A mania — 185

    O luto — 186

    Como lidar com a depressão — 187

10. MELHORAR A AUTOIMAGEM — **193**

    Um pouco de força de vontade — 193

    Motive-se — 195

    Somos construídos por palavras — 197

11. COMO RELAXAR — **202**

    Liberte seus pensamentos — 203

    A mulher de gelo — 204

    O que fazer? — 207

12. Afirmar-se sem engordar   **210**

   Os quilos de carapaça   210

   Recuperar a autoconfiança   212

   Quilos que se impõem   212

   Afirmar-se de forma diferente   214

   Acima de tudo, comunique-se bem   216

   Identifique o que está impedindo você de se afirmar   219

13. Combater a culpa   **222**

   Como nasce a culpa   222

   Pare de se punir!   226

   Como se livrar disso?   228

14. O reencontro de uma harmonia interior   **230**

   Pare a guerra   230

   Faça um balanço de suas vontades   233

   Confie em você   235

   Rompa com seus hábitos   236

   Interprete um papel: o seu   237

   Agrade-se   237

Conclusão   **241**

Agradecimentos   **243**

Introdução

Como muitas pessoas, você já deve ter se queixado de seus quilos a mais e provavelmente já fez um ou mais tipos de dieta para se livrar deles. E também deve ter embarcado, em seu projeto de emagrecimento, na prática de exercícios físicos, por prazer ou por obrigação. No entanto, esses quilinhos a mais se recusam a ir embora ou, quando o fazem, continuam voltando, e às vezes até mais do que antes.

O mais surpreendente é que há aqueles e aquelas que não mudam nada nos hábitos alimentares e não alteram seus gastos energéticos, mas que veem, em poucas semanas, suas balanças acrescentarem ou diminuírem vários quilos a seu peso.

Pedrita: "Eu era uma adolescente gordinha. Mas, no ensino médio, quando conheci aquele que ainda é meu companheiro, perdi dez quilos em pouco tempo, sem mudar minha dieta. Senti como se tivesse me metamorfoseado".

Marie: "Eu ainda vivia com meus pais quando minha irmã passou dois anos morando sozinha noutro país. Quando ela voltava para passar um tempo em casa, eu ganhava quatro quilos em menos de uma semana. A presença dela me enchia de verdade".

Françoise: "Quando meu estresse disparou após uma promoção e novas responsabilidades, ganhei vários quilos em poucos meses, sendo que meu peso tinha se mantido estável por vários anos".

Esses fenômenos, que todos conhecemos, têm uma explicação: nossas emoções agem sobre nosso peso. Essa ação acontece de várias formas. As emoções podem mudar nosso comportamento alimentar: seja em quantidade (comemos mais ou menos) ou em qualidade (a escolha dos alimentos pode variar de acordo com as emoções).

Nossas emoções intervêm também em nossa atividade motora e, por conseguinte, nos gastos energéticos que resultam dela. Por fim, nossas emoções atuam diretamente sobre nosso peso, independentemente do comportamento alimentar, da escolha dos alimentos e dos exercícios físicos, favorecendo ou dificultando o armazenamento de gordura. Essa influência direta das emoções acontece por meio de hormônios ou neurotransmissores do cérebro, que são, de certa forma, as "secreções" dos neurônios.

Proponho chamar esses quilos produzidos por nossas emoções de quilos emocionais. Eles afetam tanto as crianças como os adultos, tanto homens como mulheres. As diferentes dietas não os controlam. Ao contrário, fazem eles aumentarem.

Veremos, nas próximas páginas, como eles se instalam em nosso organismo e, sobretudo, como se livrar deles.

1

Sobrepeso, transtornos alimentares e emoções

O sobrepeso se situa entre o peso saudável e a obesidade. Para afirmar que um indivíduo está com sobrepeso, deve-se também levar em conta sua idade, seu sexo e sua altura. O índice de massa corporal (IMC) permite calcular isso: divide-se o peso em quilos pela altura (em metros) ao quadrado.

Assim, uma pessoa que pesa 75 quilos e tem 1,65 metro de altura terá o seguinte IMC: $75/(1,65 \times 1,65) = 27,5$. Um IMC normal fica entre 18,5 e 24,9. Fala-se em sobrepeso entre 25 e 29,9, e de obesidade a partir de 30.

O IMC só é válido para adultos, com exceção de pessoas grávidas, e não é adequado para indivíduos muito musculosos, como fisiculturistas. Mas ele não é um índice perfeito, pois não considera a importância da massa óssea, da massa muscular, nem da distribuição de gordura. A medida da circunferência da cintura complementa parcialmente esse índice (usa-se uma fita colocada logo abaixo da última costela, sem pressionar a pele, no final de uma expiração). Mais do que o IMC, essa medida permite fazer previsões sobre os riscos de doenças cardiovasculares e de diabetes, ligados a um excesso de gordura corporal. Os riscos são maiores quando a circunferência abdominal é superior a 94 centímetros para pessoas do sexo masculino e a 80 centímetros para pessoas do sexo feminino.

Na França, o sobrepeso é um problema de saúde pública, afetando um em cada cinco adultos. Dez por cento das crianças de dez anos também estão com sobrepeso. Nos Estados Unidos, a proporção é de um a cada três adultos, ou até mesmo um a cada dois. O excesso de peso é um fator de risco para a saúde e favorece sobretudo doenças cardiovasculares, hipertensão arterial, reumatismo, diabetes e certos tipos de câncer. Tudo isso justifica o combate ao sobrepeso.

O sobrepeso também traz consequências emocionais que não costumam ser levadas em consideração e são pouco estudadas. As pessoas afetadas pelo sobrepeso costumam se sentir menos bonitas e atraentes, o que não surpreende, já que os critérios estéticos atuais supervalorizam a magreza. O mais espantoso é que essas pessoas também se acham menos inteligentes e, de modo geral, menos interessantes do que as outras. O excesso de peso provoca um desprezo generalizado por si mesmo.

O sobrepeso é um fator de rejeição social. As pessoas que estão acima do peso, especialmente as obesas, não passam despercebidas. E a pressão que sofrem é uma carga emocional inegável com a qual têm que lidar. Junto à rejeição provocada pela repulsa àqueles que se entregam à sua suposta gula, há também uma inveja inconsciente dos que ousam aproveitá-la. Mas essa inveja provoca aversão, pois o prazer de comer é considerado doentio tanto por quem rejeita como por quem inveja. A piedade é outra resposta possível, e ainda mais cruel, pois impede as pessoas obesas de se defenderem como fariam diante de um ataque direto. Opõem-se os obesos a atletas e a modelos. E a pior parte é que estes últimos incitam o consumo através dos materiais publicitários que promovem.

É fato que nossa sociedade capitalista está começando a se preocupar com o consumo excessivo de alimentos. Mas será que isso não está acontecendo porque esse superconsumo se dá à custa de outros modos de consumo? O obeso não se esforçar é aceitável, desde que ele consuma. Disso resulta a pressão social atual para que ele se mobilize e lute contra o peso, mas sobretudo para que isso o impulsione a consumir ainda mais.

As pessoas com sobrepeso são consideradas menos bonitas e menos desejáveis pelos outros, mas também fracas, sem força de vontade, lentas e desajeitadas. Elas são vítimas de discriminação tanto na busca por emprego como em diversas outras ocasiões (acesso a moradia, transporte, bares, festas…). É claro que esse ostracismo tem consequências emocionais sobre os indivíduos em questão. E a carga de emoções negativas que essa rejeição acarreta aumenta ainda mais o excesso de peso.

DIETAS E PRÁTICA ESPORTIVA, OK, MAS…

Se emagrecer em pouco tempo parece fácil (75% dos indivíduos que fazem dieta perdem alguns quilos logo no início), manter um equilíbrio a longo prazo se revela difícil. Num período de cinco anos, 90% das pessoas recuperam o peso inicial e, muitas vezes, ultrapassam esse peso.

Independentemente de qualquer fator emocional, o responsável por esse ganho de peso é o excesso de calorias, quando a ingestão de alimentos é superior às necessidades do organismo. Diante disso, as dietas feitas corretamente ou a prática de exercícios físicos se justificam para compensar esse excesso calórico. Entretanto, quando, em vez da dieta, opta-se pela restrição alimentar, isso frequentemente resulta num efeito rebote no peso. Somam-se a isso, em caso de restrições alimentares repetidas ou prolongadas, transtornos do comportamento alimentar e distorção da autoimagem, com risco de desenvolvimento de depressão.

A prática de exercícios físicos é classicamente aconselhada às pessoas que desejam perder peso. Sem dúvida, queimam-se calorias durante a realização de atividades físicas, mas a fome que esses esforços geram estimula ainda mais a ingestão de alimentos para suprir as perdas. Uma pessoa equilibrada aumentará essa ingestão num período de atividade física e a diminuirá se parar de se exercitar. É o princípio da balança energética. Não basta fazer mais exercícios para emagrecer, o importante é fazer exercícios sem aumentar a ingestão calórica. Mas a dificuldade das pessoas com sobrepeso é justamente não responder em excesso às demandas do corpo.

Contudo, o esporte continua sendo indicado para se livrar dos quilos emocionais por conta de outros benefícios além da queima de calorias. Ele eleva a autoestima, favorece as relações sociais e reforça a identidade social dos indivíduos. Fisiologicamente, regula a pressão arterial e estimula a produção de endorfina, o hormônio do bem-estar, que age positivamente contra o humor depressivo, a ansiedade, o estresse e diversas emoções negativas, e, portanto, age contra os quilos emocionais decorrentes disso. Uma aula de exercício aeróbico ou uma caminhada de 45 minutos proporciona um estado de relaxamento que pode durar de uma a duas horas e produz um impacto positivo no humor. É por isso, aliás, que é preferível se exercitar durante o dia, e não à noite, pois o estado de bem-estar leva a um aproveitamento excessivo da vida noturna e atrasa a hora de dormir.

A falta de atividade física, ao contrário, é a causa do sobrepeso, pois, ao não queimarmos calorias suficientes, também não "consumimos" nossas emoções negativas, que são fatores de ganho de peso emocional.

As causas genéticas

As causas genéticas também devem ser levadas em consideração. De fato, uma criança tem 40% de chance de se tornar obesa se um dos pais for obeso. Esse risco cresce para 80% se ambos os pais forem obesos. Por outro lado, o risco diminui para apenas 10% se os pais forem magros. O organismo dessas pessoas tem a capacidade de economizar suas reservas e fabricá-las com uma quantidade mínima de alimentos. Diferentes genes estão envolvidos nesse processo, atuando de maneiras diversas (por meio de hormônios como a leptina ou a melanocortina). Se existem fatores genéticos que favorecem o armazenamento de gordura, outros facilitam a queima de calorias em pessoas geneticamente magras.

No entanto, a genética é uma ciência complexa. Embora possamos herdar uma predisposição genética para a obesidade, não é garantia de que seremos obesos. Isso se deve à diferença entre genótipo e fenótipo. O genótipo é nossa capacidade de sermos obesos desde o nascimento. O fenótipo, em termos de peso, é o que nos tornamos de fato. Isso porque o fenótipo é influenciado pelo ambiente, que permite que nossas potencialidades genéticas se expressem, ou, ao contrário, as impede.

Sendo assim, em relação ao sobrepeso genético, os hábitos alimentares a educação a respeito dos alimentos, o nível de atividade física e, é claro, os fatores emocionais favorecem ou não a expressão do genótipo. Além disso, ignora-se, ainda hoje, a dimensão genética da transmissão dos fatores emocionais e da capacidade individual de lidar com as emoções. Ou seja, se uma criança que tem pai ou mãe obeso estiver com sobrepeso, isso não significa necessariamente que seja genético. De fato, ser criado por pais obesos aumenta o risco dessa criança ser obesa por outras razões além dos genes: ela pode ser influenciada pela relação dos pais com os alimentos ou pela educação alimentar que recebeu. Além disso, o sobrepeso do pai ou da mãe, ou de ambos, pode decorrer total ou parcialmente de fatores emocionais. E, nesse caso, o que pode ser transmitido à criança não são genes "ruins", mas, via educação, uma dificuldade em lidar com emoções negativas de outra maneira que não seja o ganho de peso.

Portanto, não se pode concluir, diante de uma obesidade que pareça hereditária, que o emagrecimento é impossível, tampouco que não existam outras causas associadas ao ganho de peso contra o qual se poderia agir (sobretudo causas emocionais). A manifestação dos genes está em interação com o ambiente. Ao agir sobre o ambiente alimentar, o nível de atividade, a educação alimentar e, principalmente, sobre o emocional, reduzem-se os riscos de sobrepeso.

AS CAUSAS EDUCACIONAIS

Certas formas de educação priorizam a quantidade em vez da qualidade. Por exemplo, oferecer à criança muitos brinquedos em vez de procurar o brinquedo com o qual ela, de fato, se divertiria brincando. Ou ainda, empanturrá-la de guloseimas em vez de oferecer palavras reconfortantes, adequadas para quando ela está triste. Em geral, uma educação que, baseada na ideologia em voga em nossa sociedade, privilegia o excesso e o "sempre mais" em vez da qualidade de vida, e que incentiva o consumo exagerado em vez da escolha bem pensada e alinhada a verdadeiras necessidades e desejos é um fator de risco para o ganho de peso.

Infelizmente, o consumo excessivo é o ideal adotado por nossa sociedade consumista. Excessos alimentares, claro, mas também de atividades, de tecnologias (televisão, telefone, carro etc.) e de estímulos fúteis (informação, publicidade, internet). Nossa sociedade de produção e consumo cria, sem parar, mercadorias para serem destruídas ou consumidas desenfreadamente, transformando-nos em seres insaciáveis.

Não devemos devorar os alimentos de que gostamos como se os estivéssemos comendo pela última vez, nem fingir que não gostamos deles e nos privarmos de consumi-los para depois cedermos e nos empanturrarmos com eles. É mais saudável saber que esses alimentos estão disponíveis e só comê-los quando realmente temos vontade. Não agimos dessa forma com nossos melhores amigos: ligamos para eles quando estamos disponíveis e eles também estão, quando sentimos uma vontade urgente de vê-los. Afinal, não vivemos com eles 24 horas por dia.

As causas emocionais

As causas emocionais são insuficientemente estudadas e levadas em consideração quando se trata do excesso de peso. Elas existem independentemente das outras causas, mas também podem estar relacionadas a elas. De fato, a quantidade de alimentos ingeridos, sua qualidade e também a forma de alimentação (transmitida por nossos pais ou em ruptura com os hábitos deles) influenciam nossas emoções. Vimos anteriormente que as atividades físicas agem positivamente sobre o psicológico. A genética também interfere nas emoções, seja por meio do papel dos hormônios ou dos neurotransmissores, cuja produção pode estar, em partes, submetida aos genes. Em suma, a educação que recebemos em todas as áreas tem uma influência fundamental em nossa estrutura emocional.

Transtornos emocionais desencadeiam transtornos do comportamento alimentar que, por sua vez, levam ao ganho de peso. O aumento de peso tem consequências emocionais. E as emoções, com ou sem transtornos do comportamento alimentar associados, são a causa dos quilos extras que resistem à dieta.

Os transtornos do comportamento alimentar

Um certo número de transtornos do comportamento alimentar provoca sobrepeso por conta da ingestão excessiva de alimentos e da desregulação das porções ingeridas. Para grande parte das pessoas, fatores emocionais complexos estão na origem desses transtornos.

O lanchinho

Sentados diante da televisão no final do dia ou distraídos enquanto folheamos uma revista, comemos, sem estarmos com fome e sem percebermos, enquanto as imagens desfilam a nossos olhos, biscoitos, doces ou salgadinhos. Esse comportamento frequente é uma regressão à fase oral, que se assemelha ao comportamento de um bebê que, mesmo saciado e sonolento, continua mamando preguiçosamente. Não se trata de satisfazer uma necessidade; o que se busca aqui é a dimensão do prazer passivo. Essa regressão é, com frequência, associada a uma regressão à fase anal, que ocorre quando nos permitimos relaxar. Retomaremos mais adiante esses dois tipos de pulsão, a oral e a anal.

A fome repentina

A fome repentina ou urgente está relacionada ao desejo por alimentos específicos e apreciados. Ao contrário de uma crise de bulimia, essa fome não é acompanhada de culpa e cessa quando a pessoa a satisfaz. A palavra em francês *fringale* tem sua provável origem na expressão *"faim valle"* (fome ruim), que designa um distúrbio em cavalos que fazia com que eles parassem no meio da corrida devido à sensação de fome. A fome repentina ou urgente também pode ser definida como uma "fome de leão". Então, etimologicamente, é uma doença, mas simbolicamente remete a animais distintos e poderosos. A pessoa não se vê como psicologicamente fraca quando cede a essa fome. Ela tem a sensação de estar respondendo às necessidades do corpo.

A fome repentina por doces é a mais frequente e atinge particularmente as mulheres jovens impulsivas e ansiosas. Acompanhada de mal-estar, tontura e cansaço, ela é causada por uma queda da glicemia, ou seja, dos níveis de açúcar no sangue, normalmente causada por uma dieta excessivamente restritiva. Mas há fomes repentinas que não estão relacionadas à queda da glicemia. Responder a essa fome ingerindo doces ou alimentos processados rapidamente causa um aumento repentino nos níveis de açúcar e serotonina, o neurotransmissor do cérebro que aumenta com a ingestão massiva de doces ou salgados que induzem uma sensação de bem-estar.

Para lutar contra esse impulso de fome, na esfera da dieta, é aconselhável optar por um laticínio, uma fruta ou uma barra de proteínas em vez de algo gorduroso ou com açúcar. Do ponto de vista psicológico, por que não devorar emocionalmente outra coisa que não seja comida? Por exemplo, beijar a pessoa amada se ela estiver próxima, abraçar um amigo querido, ir ao cinema sem comprar pipoca ou, se a carteira permitir, ligar para uma agência de viagens e se presentear com uma viagem de fim de semana para um destino com o qual sonha há meses. Enfim, provocar uma emoção forte e agradável que, sem somar calorias, libere a mesma quantidade de serotonina.

Paradoxalmente, também é possível recorrer ao nervosismo e ao estresse a fim de liberar açúcar no sangue por meio da injeção de adrenalina. Viva uma situação de medo: dê uma volta na roda-gigante, um telefonema para a mala que é sua prima para lhe dizer umas boas verdades, envie um e-mail para o RH agendando uma reunião para pedir um aumento. Cada um pode encontrar sua própria situação de suscetibilidade para desencadear uma emoção bastante positiva, útil ou relaxante.

O chocólatra

O chocolate tem seus fiéis. Para algumas pessoas, como Fabiana, que consome mais de cem gramas por dia, é uma verdadeira compulsão. Há, inclusive, o termo "chocólatra" para descrever esse transtorno alimentar específico.

O chocolate está associado aos prazeres da infância. Simbolicamente, representa doçura, ternura, calor e sensualidade. Muitas vezes é visto como um alimento saudável. É possível distinguir aqueles que preferem o chocolate amargo daqueles (oito vezes mais numerosos) que preferem o chocolate ao leite, que contém açúcar e pode ser recheado. Ainda simbolicamente, seus adeptos buscam o paraíso perdido da infância e um casulo protetor (percebi que esse casulo é mais maternal com o chocolate ao leite e mais paternal com o chocolate amargo). A compulsão de comer chocolate está atrelada a indivíduos que sofrem de carência afetiva, mas também a pessoas que simplesmente não abriram mão das relações afetivas próprias da infância (pais, avós ou babás).

Existem mais de mil substâncias gustativas diferentes no chocolate. O vício por chocolate é, então, antes de tudo, uma questão de paladar, mas também uma questão de experimentações emocionais, pois o chocolate está envolvido na bioquímica das emoções. A ingestão de açúcar e gordura que ele oferece desencadeia a liberação de serotonina, o já citado neurotransmissor do bem-estar (o mesmo cujo nível aumenta com o uso de diversos antidepressivos). Além disso, o chocolate contém triptofano, um aminoácido essencial que contribui para a produção de serotonina. Ele também contém tiramina, feniletilamina, cafeína e teobromina, que estimulam o sistema nervoso, facilitam o esforço físico, aumentam a atenção e a eficiência intelectual e têm também um efeito antidepressivo. O chocolate eleva os níveis de endorfina, uma morfina natural que nosso corpo produz, sobretudo, durante a prática de atividade física, proporcionando relaxamento e alívio de todo tipo de dor. Em sua composição, encontramos também a anandamida, semelhante ao THC, o componente que faz a maconha agradável para algumas pessoas – mas em doses ínfimas, fique tranquilo. Por fim, o magnésio, presente sobretudo no chocolate amargo, tem um efeito relaxante no sistema neuromuscular. Portanto, buscam-se também os efeitos emocionais produzidos por esses diferentes compostos.

Limitar a ingestão de chocolate, caso esse alimento represente um consumo calórico excessivo na dieta diária, implica, portanto, buscar outras formas de fornecer esses componentes ativos. Algumas alternativas possíveis incluem café, plantas (como a erva de São João, por exemplo), atividade física ou outras atividades prazerosas que estimulem a liberação de endorfina e feniletilamina. É importante também investigar as possíveis origens de um certo mal-estar e recorrer a outras fontes de tranquilidade ou conforto, caso a busca seja pelos efeitos antidepressivos.

A síndrome da alimentação noturna

Levantar-se no meio da noite, sonolento, para comer uma quantidade significativa de alimentos, geralmente ricos em açúcares e gorduras, sem se lembrar de praticamente nada disso ao acordar, pode ser um sintoma de sonambulismo. As pessoas afetadas por essa síndrome muitas vezes são ansiosas, estressadas ou irritadiças. Ela pode ocorrer em qualquer idade e atinge em torno de 5% das crianças obesas, afetando principalmente os adolescentes que estão com o ritmo diário invertido e ficam sonolentos durante o dia e comem à noite, sem o controle parental sobre a quantidade ou o tipo de alimentos consumidos.

A hiperfagia

Esse comportamento alimentar se caracteriza pelo excesso tanto da quantidade colocada no prato quanto na forma de comer (colheradas grandes, ritmo acelerado, mastigação breve). A hiperfagia pode ser uma característica familiar. Em alguns casos, ela assume um aspecto patológico que se traduz pela nova terminologia "hiperfagia bulímica", que combina características da hiperfagia com a bulimia, que será descrita mais adiante.

Essa patologia não é reconhecida como tal na França, mas, de acordo com psiquiatras americanos, ela seria mais frequente (3,5% das mulheres e 2% dos homens) do que a bulimia (1,5% das mulheres e 0,5% dos homens), e está mais associada à obesidade, ao contrário da bulimia.

A hiperfagia bulímica é caracterizada por, pelo menos, duas ocorrências de consumo de grandes quantidades de comida por semana, mas muitas vezes ultrapassa essa frequência. A refeição ou o lanche assumem proporções pouco razoáveis, que vão muito além da saciedade e estão ligadas a uma incapacidade de parar. Entretanto, nem o caráter de falta de consciência do que se faz nem a repetição característica da crise bulímica estão presentes nesse caso. Provavelmente, a hiperfagia é favorecida por dietas hipocalóricas restritivas sem acompanhamento psicológico. Ela é, de fato, frequentemente associada a transtornos afetivos, sejam de humor ou de ansiedade.

A crise bulímica

Contento-me em apenas citar a bulimia aqui, pois ela será descrita adiante de forma mais detalhada. Ela não está relacionada a uma verdadeira sensação de fome, mas a um mal-estar psíquico. Ela induz a ingestão de grandes quantidades de alimentos muito calóricos sob estado alterado, seguida por dores físicas causadas pela dilatação do estômago, seguida de vômito. Habitualmente, a crise bulímica é precedida por um momento de preparação, que envolve a compra de alimentos durante um período solitário. Ela dá lugar a um estado de apatia seguido de um sentimento de vergonha.

COMO AS EMOÇÕES AGEM SOBRE NOSSO PESO

Por trás do simples ato de tomar um iogurte para satisfazer o desejo de comer ou de fechar o pote de geleia depois de estar saciado, há uma série de reações químicas ocorrendo em nosso organismo, especialmente no sistema nervoso central.

Quando os alimentos entram em nosso corpo ou quando surge a necessidade de ingerir calorias, os receptores registram essas informações por meio de células nervosas ou outras células. Mudanças elétricas ou bioquímicas ocorrem nessas células, que são captadas e transmitidas ao cérebro por meio de hormônios que circulam no sangue ou nos nervos. Os hormônios são proteínas mensageiras que ficam no sangue e colocam os diferentes órgãos, incluindo o cérebro, em contato uns com os outros.

Mensageiros no cérebro: os neurotransmissores

As diferentes áreas do cérebro que atuam no comportamento alimentar se comunicam entre si e com o resto do corpo por meio de neurotransmissores, que são substâncias liberadas diretamente no cérebro, como serotonina, dopamina, melanocortina, coliberina, galanina etc.

Entre as áreas em questão, o hipotálamo, glândula localizada na base do cérebro, desempenha um papel fundamental na regulação hormonal. Ele regula, por exemplo, os hormônios sexuais e tireoidianos, que, como o próprio nome sugere, são liberados pela glândula tireoide, localizada no pescoço. Além de outras funções, os hormônios sexuais, bem como os hormônios tireoidianos, interagem com nossas emoções e nosso peso. Assim, um excesso de hormônios tireoidianos (hipertireoidismo) causa perda de peso. Por outro lado, uma deficiência na liberação desses hormônios (hipotireoidismo) leva a uma desaceleração física e cerebral (fadiga) associada ao ganho de peso. Os hormônios sexuais também desempenham um papel que explica, especialmente, o ganho de peso durante a puberdade ou a menopausa.

Existem outras áreas do cérebro envolvidas nesse processo, como o sistema límbico, responsável por nossas emoções. Esse sistema está em permanente ligação com o hipocampo, que rege em grande parte nossa memória. Isso explica por que emoções passadas, especialmente aquelas relacionadas a experiências de infância, desempenham um papel no ganho de peso emocional atual.

Finalmente, o córtex, localizado na superfície do cérebro, sintetiza as várias informações provenientes das regiões mais profundas do cérebro.

Mensageiros no sangue: os hormônios

Existem vários hormônios envolvidos no ganho de peso. Talvez não conheçamos todos eles e ainda tenhamos que aprender sobre seus mecanismos de ação nessa área.

A insulina, liberada pelo pâncreas (um órgão digestivo), armazena açúcar no corpo. O glucagon é o hormônio oposto à insulina, que, ao contrário, libera açúcar na corrente sanguínea. A cortisona e seus derivados, liberados pelas glândulas suprarrenais (pequenas glândulas localizadas acima dos rins), desempenham um papel importante em nossas emoções, humor e, em particular, no estresse. Elas também atuam na distribuição de gordura, promovendo o acúmulo de gordura no abdômen e nas costas e causando perda de massa muscular em caso de excesso.

A leptina, que vem diretamente do tecido adiposo, é responsável por sinalizar a saciedade. Se sua liberação diminui, não nos sentimos mais satisfeitos e ficamos constantemente com fome.

A grelina, descoberta recentemente, é um hormônio liberado pelo trato digestivo antes das refeições e tem seus níveis de liberação reduzidos depois da alimentação. Ela abre o apetite. Age sobre o hipotálamo, mas também diretamente nas áreas do cérebro[*] que controlam a satisfação, a motivação e os vícios.

Além disso, a grelina também tem ação direta nas áreas que regulam a memória, as emoções e as informações visuais. Sob sua influência, os centros de recompensa[**] do cérebro são mais ativados quando nos deparamos com alimentos. Podemos observar que os hormônios que regulam o apetite estão ligados ao cérebro emocional.

Por outro lado, a obestatina, apesar de sua estrutura comparável à grelina, é um hormônio que corta o apetite. Ela retarda a digestão, ao contrário da grelina. Ambas atuam de forma complementar.

Essa lista de hormônios que agem no peso não é tão grande, mas seus mecanismos de ação são complexos. Eles interagem entre si e com a ação dos neurotransmissores. Hormônios e neurotransmissores agem sobre nossas emoções e também são vias para que nossas emoções afetem os quilos emocionais.

Mas as emoções não agem no corpo somente através desses hormônios ou desses neurotransmissores. Elas também desempenham um papel na representação que temos de nós mesmos. Essa representação, consciente ou não, explica os transtornos do comportamento alimentar, além do fato de que algumas partes do corpo acumulam mais gordura do que outras. Veremos, ao longo deste livro, de que forma isso acontece, mas primeiro desenvolveremos a noção de esquema emocional do corpo.

---

[*]   A amígdala, o neostriado e o córtex orbitofrontal.
[**] São áreas de liberação de dopamina (um neurotransmissor que provoca o bem-estar mental) ativadas por certas substâncias.

A influência das emoções no corpo

Nossas emoções influenciam nossa aparência de diferentes maneiras.

A forma como nos vestimos depende de nosso humor e da imagem que queremos transmitir aos outros, e também da visão que temos de nós mesmos. Dependendo de nosso estado emocional, nossa vestimenta será empolada, segura, descontraída... Além disso, podemos observar características físicas como ombros arqueados, olhar cabisbaixo e pés virados para dentro em pessoas tímidas, ou cabeça erguida, olhar penetrante, peito estufado em pessoas que se sentem felizes consigo mesmas.

Mais estruturalmente, os quilos emocionais tendem a se alojar em diferentes partes do corpo, de acordo com a fisiologia individual, é claro, mas também de acordo com seu significado simbólico.

As emoções também afetam a altura de uma pessoa, que não depende apenas dos genes e da dieta (um exemplo notável é o crescimento espetacular observado nos filhos de asiáticos que se estabeleceram nos Estados Unidos no século XX em comparação com seus pais). O emocional é um dos fatores que explica as diferenças de altura dentro de uma mesma família. O exemplo extremo disso é o "nanismo psicossocial", que afeta crianças que apresentaram um estado depressivo ao longo de vários anos, que não foi nem detectado nem cuidado, resultando num crescimento limitado. De fato, a depressão prolongada pode levar à redução na liberação do hormônio do crescimento, o que impacta diretamente na estatura.

A influência do corpo nas emoções

Por outro lado, nossa aparência também age sobre nossas emoções. E isso pelo próprio impacto desse físico tanto em relação à imagem que temos de nós mesmos quanto à forma como os outros nos veem.

Sobrepeso, transtornos alimentares e emoções 29

Somos julgados e nos julgamos com base em nossa aparência. Esse olhar, esse julgamento, desperta emoções positivas ou negativas.

Durante muito tempo, homens com sobrepeso foram considerados fortes. Ser gordo foi, por séculos, sinônimo de ser saudável e rico. Hoje, a ordem das coisas está invertida no Ocidente. Ser gordo agora é associado à fraqueza e a doenças, e a obesidade aparece cada vez mais relacionada à pobreza (o sobrepeso é mais comum nas camadas mais pobres da população), enquanto a magreza está associada à riqueza e à saúde. Portanto, tem-se uma imagem negativa de si mesmo quando se está gordo. Mesmo que o estereótipo da pessoa gorda simpática e engraçada ainda persista – especialmente em relação aos homens –, embora a maioria dos comediantes de hoje tenha uma cintura fina! Portanto, esses quilos em excesso são, muitas vezes, fontes de mal-estar e frustração, que podem gerar quilos emocionais adicionais aos quilos provenientes do excesso calórico ou de predisposições genéticas.

A forma como nos percebemos, seja gordo ou magro, corpulento ou esbelto, pesado ou leve, varia de pessoa para pessoa e não está ligada unicamente a critérios objetivos, como peso, altura, volume, massa gorda, ossatura ou musculatura. Os fatores emocionais desempenham um papel importante nessa percepção. Uma pessoa pequena, baixa e com proporções mal distribuídas pode sentir que tem qualidades e força suficientes para ser presidente de um país. Por outro lado, uma pessoa corpulenta, cheia de músculos e gordura, pode se sentir socialmente insignificante. Numa mesma pessoa, a percepção interna de seu peso pode variar, mesmo que seus quilos permaneçam constantes, essa percepção depende de circunstâncias externas: por exemplo, no elevador ou num brinquedo de parque de diversões, a ação da gravidade modifica nossa percepção. O tipo de solo também influencia essa sensação: se estamos de pé num trampolim ou numa rua de cascalho, temos a impressão de não pesar o mesmo. Isso também é verdade na água ou debaixo dela, durante exercícios de mergulho.

A percepção interna do peso também é afetada por nossa posição e mobilidade, deitados ou em pé, percebemos o peso de forma diferente: mais pesados na base do que no topo quando estamos em pé, por exemplo. Dependendo se estamos parados há muito tempo ou correndo, a percepção de nosso peso é variável. Todos esses fatores (emocionais, físicos e ambientais) são ilustrados nesta declaração de Leila: "Naquela maravilhosa manhã de julho, de férias com meu namorado, eu corria descalça pela praia deserta, a brisa quente me beijava, nunca me senti tão leve".

A imagem que temos de nós mesmos também muda ao longo da vida, embora as mudanças graduais que ocorrem na vida adulta não sejam tão significativas quanto as que ocorrem no desenvolvimento da criança ou do adolescente.

Há uma representação de nosso corpo em nosso cérebro que evolui naturalmente de acordo com as mudanças corporais que ocorrem ao longo de nossa vida, mas também de acordo com os acontecimentos que nos afetam emocionalmente. Para resumir, existem dois mapas de nosso corpo em nossa mente:

O primeiro mapa é chamado de *esquema corporal*. Ele é traçado com a chegada dos nervos e das sensibilidades interna e externa, no cérebro. É um pouco diferente de um indivíduo para outro;

O segundo mapa, que poderíamos chamar de *esquema emocional*, é mais específico e individualizado. Cada parte do corpo é representada de maneira diferente nesse mapa, dependendo de como nos envolvemos emocionalmente com ela ao longo do desenvolvimento.

Se fossem os mapas de um país, o primeiro mostraria os nomes de cidades mais ou menos importantes, os estados e as regiões. Já o segundo teria as marcas de nossas viagens e experiências. Por exemplo, uma região poderia ser pintada de preto se não a conhecemos bem, outra poderia ser pintada de azul se gostamos dela, e um estado específico poderia ter um marcador para representar a origem de nossa família etc.

O esquema corporal

O esquema corporal, nosso mapa neurológico, está localizado precisamente na superfície do cérebro: na parte lateral esquerda (o lóbulo parietal). Ele nos permite ter consciência de nosso próprio corpo. E oferece a possibilidade de visualizá-lo, de manter o equilíbrio e, graças a suas percepções, de conduzi-lo de forma adequada. Por exemplo, se um mosquito nos picar na coxa, a área correspondente é estimulada no cérebro e nos aponta o local da dor. Da mesma forma, podemos localizar as sensações que provêm de órgãos internos, como as palpitações de um coração acelerado.

No entanto, o esquema corporal não é, de modo algum, proporcional a nosso corpo real, pois é baseado no grau de sensibilidade de cada uma de suas partes. Assim, áreas pouco inervadas, como a barriga e as costas, ocupam um espaço menor na representação. Por outro lado, o rosto, as mãos e os órgãos genitais, particularmente inervados, ocupam um espaço maior. Essa distribuição diferenciada da inervação cria uma representação distorcida do corpo no esquema corporal, criando uma aparência de "gárgula" em que o corpo é pequeno e os membros são reduzidos, contrastando com cabeça, órgãos genitais e extremidades predominantes. Isso é praticamente igual em todos nós. Durante o desenvolvimento infantil, que é rápido em comparação com a relativa estabilidade dos adultos, os planos de montagem do esquema corporal são sempre atualizados. Assim, a inabilidade durante a adolescência é explicada por uma adaptação necessária ao novo corpo que está nascendo.

Observemos que as áreas gordurosas, por não serem inervadas, não aparecem no esquema corporal; portanto, ele não é modificado em pessoas com obesidade. No entanto, se o excesso de peso a longo prazo afetar a sensibilidade nervosa, é possível que isso se reflita no esquema corporal.

O ESQUEMA EMOCIONAL

O esquema emocional pode ser entendido como a "imagem inconsciente do corpo", conforme descrito pela pediatra e psiquiatra Françoise Dolto num de seus notáveis trabalhos. Ao contrário do esquema corporal, o emocional não está ligado à percepção sensorial, como visão ou olfato, nem é elaborado a partir dos nervos da sensibilidade externa ou dos órgãos internos. Em vez disso, refere-se a uma representação psíquica cujos fundamentos são inconscientes. Embora o esquema corporal seja comum a todos, o esquema emocional é específico de cada um.

Ele é moldado por nossa história individual, por nossos desejos, nossas emoções, nossa imaginação e pelo significado íntimo que atribuímos a cada uma das experiências que nosso corpo viveu. Ele é construído de forma gradual. O recém-nascido se percebe como um todo com o ambiente e, à medida que experimenta, aprende e vivencia emoções, ele diferencia seus espaços internos e externos ao se diferenciar mentalmente dos outros. Ao longo do desenvolvimento da criança, o esquema emocional é constantemente reestruturado. Cada indivíduo representa seu corpo e seus diferentes componentes de acordo com as próprias experiências emocionais e com as percepções associadas a elas. O esquema emocional nos dá a sensação de um corpo vivo, completo, com os próprios limites, contendo afetos e pensamentos. Temos, portanto, uma representação estática de nosso corpo que se instala a partir de um ano e meio, e uma representação funcional das diferentes ações de nosso organismo.

É através da interação com o outro e, em particular, com a mãe, num estado relacional em que a percepção sensorial e a experiência emocional estão intimamente interligadas, que esse esquema é construído desde muito cedo. O recém-nascido associa suas várias experimentações, sua "eu-pele", sua "eu-boca", ao mesmo tempo que se identifica com um terceiro, a figura materna. Então essas diferentes

Os transtornos do esquema emocional

É a noção de esquema emocional do corpo que permite compreender uma série de transtornos da autoconsciência:

- A noção de membro fantasma: quando uma pessoa teve um membro amputado, ela às vezes o sente por anos, geralmente de forma dolorida, como se esse membro ainda estivesse presente.
- A patologia anoréxica avançada: as jovens continuam se enxergando como pessoas gordas, quando, na verdade, estão extremamente magras.
- A dismorfofobia: geralmente manifestada durante a adolescência, a pessoa se fixa numa parte do corpo de maneira duradoura e invasiva. Isso pode acontecer com qualquer parte do corpo, mas alguns segmentos são estatisticamente mais afetados, como o nariz, os seios, o pênis ou a qualidade da pele. Na realidade, porém, não há grande diferença dessas partes do corpo em relação à norma. Esse transtorno do esquema emocional, muitas vezes transitório, é explicado pelas consideráveis mudanças físicas durante a adolescência, que fazem com que o jovem tenha que se acostumar com sua nova anatomia. No entanto, se o transtorno persistir, é preciso consultar um médico especialista, que investigará as origens do problema na história afetiva do indivíduo. A dismorfofobia é sinal de um transtorno nos relacionamentos durante a infância, que afeta o desenvolvimento do esquema emocional do corpo. Por exemplo, a criança pode ter construído uma imagem corporal cuja arquitetura foi perturbada por carências afetivas, estímulos

excessivos ou ritmos inconsistentes durante a infância, ou como resultado de abusos físicos ou sexuais.

Ainda na adolescência, os transtornos do esquema emocional se manifestam por meio de frequentes sensações de estranheza em relação ao próprio corpo, que os adolescentes em questão consideram ameaçado em sua integridade ou do qual se sentem, às vezes, alienados. Isso se manifesta em seus pesadelos, que são cheios de deformações ou desintegrações corporais; em seus desenhos, que ilustram personagens desestruturados ou cenas sangrentas que contrastam com os desenhos mais organizados das crianças; em seu interesse por filmes de terror ou fantasia (nos quais os personagens são meio humanos, meio robôs ou meio animais, ou entidades externas, como alienígenas que assumem o controle dos seres humanos); ou isso é explicitamente expresso em suas palavras, quando eles estão confiantes e não têm medo de serem rotulados como loucos.

Esse conceito de esquema emocional também permite compreender por que pessoas obesas durante muito tempo continuam se sentindo gordas depois da perda de peso, e por que sua psique as incita a comer para recuperar a imagem anterior; e, ao contrário, por que algumas pessoas com sobrepeso tem sonhos em que são magras, o que demonstra que esses quilos extras não estão positivamente integrados em sua identidade, mas são carregados de simbolismo negativo ou agem apenas como proteção (os quilos que desempenham o papel de concha ou carapaça).

O esquema emocional de nosso corpo, portanto, é a representação abstrata dele. O fato de cada região do corpo estar carregada de emoções e símbolos explica por que cada um tem uma representação singular e única de si mesmo e não se vê apenas como uma mera combinação de carne e ossos. Enquanto o esquema corporal neurológico faz do corpo uma máquina, o esquema emocional faz dele uma obra de arte.

A MEMÓRIA DOS QUILOS

O cérebro guarda na memória a imagem do corpo, seu volume e talvez seu peso. Quando perdemos peso rapidamente através de uma dieta rigorosa, o cérebro busca restaurar seu hábitat, garantindo, por meio de comportamentos alimentares, liberações hormonais e os níveis de atividade e vigília do organismo, que o corpo recupere seu volume e peso anteriores. O cérebro humano é conservador e não gosta de mudanças abruptas.

Então a memória é inimiga da perda de peso? Não necessariamente. Podemos fazer dela uma aliada. Em primeiro lugar, a memória não é gravada em mármore pelos neurônios. Ela evolui. Está em constante mudança.

Além da memória individual, existe a memória coletiva. Nós nos conformamos com a imagem que os outros esperam de nós. E os cérebros de outras pessoas são tão conservadores quanto o nosso. Habituados a uma imagem de nós, eles gostariam que permanecêssemos coerentes com essa imagem.

É preciso desconfiar das lembranças, pois elas reescrevem a história. Um evento é interpretado a partir de uma versão pessoal em que diferentes detalhes podem ser percebidos de maneiras diferentes. E as lembranças podem exagerar ou apagar este ou aquele detalhe. Assim, de reescrita em reescrita, a memória se distancia da realidade. As emoções modificam o conjunto dos componentes da memória, exagerando ou cancelando certos detalhes memorizados e o sentimento de realidade de uma lembrança.

A memória, por sua vez, participa muito na construção da imagem que temos de nós mesmos e define, em parte, a relação que temos com os outros.

Ao trabalharmos com os diferentes tipos de memória (memória episódica, memória semântica, de conhecimentos gerais), podemos adquirir uma nova autoimagem, ver-nos de maneira diferente, considerar-nos e enxergar nosso ambiente de maneira diferente. A representação de nós mesmos evolui graças à experiência de vida, mas também por meio do trabalho pessoal com a memória, que pode ser realizado com a ajuda de um psicólogo ou hipnoterapeuta. A construção da memória de nós mesmos pode ser modificada. A repetição interna das lembranças, que consiste em repensá-las, escrevê-las ou comunicá-las aos outros, traz à tona certos detalhes que modificam a percepção. É por isso que falar de si, daquele ou daquela que somos, e também de quem éramos, modifica a imagem que temos de nós mesmos. A repetição externa, que consiste em reviver acontecimentos semelhantes aos que vivemos, também contribui muito para isso.

É fácil perceber isso quando, anos depois, revemos um filme que havia marcado nossa memória episódica: o filme não nos toca da mesma maneira, cenas que nos impressionaram anteriormente já não têm o mesmo impacto, mas, ao mesmo tempo, notamos detalhes visuais, sonoros ou mensagens que não tínhamos percebido ou guardado na memória.

Da mesma forma, nossas relações afetivas atuais podem permitir relembrar situações afetivas passadas e revivê-las de maneira diferente. Reviver um acontecimento em repetição externa permite passar do episódico para o semântico, semantizar o acontecimento, ou seja, dar sentido a ele. Por exemplo, uma criança que vai a um restaurante pela primeira vez guardará uma lembrança emocional singular em sua memória episódica, e, quanto mais ela voltar a grandes restaurantes, mais aprenderá sobre gastronomia em geral – o que envolve sua memória semântica – e mais sua memória episódica se apagará, transformando o mapa emocional que ela tem de si mesma. A modificação de nosso mapa emocional tem consequências na distribuição emocional de nossas gorduras.

O corpo é construído emocionalmente, ele é carregado de emoções pela psique. Portanto, o que poderia ser mais lógico do que o fato de a psique influenciar o que o indivíduo consome? E o fato de que nossa forma de comer varia dependendo de nossas emoções? Somos todos, em graus variados, é claro, "comedores emocionais".[*]

---

[*] Como Daryl O'Connor, da Universidade de Leeds, nos chama.

2

IDENTIFICAR O QUE NOS FAZ COMER

A comida não é apenas um material de construção ou um combustível para o corpo. Ela é parte integrante de nosso sistema emocional. Isso fica evidente quando observamos uma criança ser consolada por um bolo ou doce. Em qualquer idade, comer e beber podem oferecer conforto, preencher um vazio, combater o tédio ou aliviar a tristeza. Uma má regulação de nossas emoções pode induzir a variações de peso sem que haja excessos alimentares reais ou transtornos do comportamento alimentar. É por isso que dietas ou exercícios físicos por si só são, muitas vezes, insuficientes para reduzir o excesso de peso de forma sustentável.

As variações em nosso estado psicológico, afetivo ou relacional influenciam nossa maneira de comer, tanto em termos de quantidade quanto de qualidade. Indivíduos que comem emocionalmente recorrem à comida quando se sentem ansiosos, emotivos ou negativos em relação a si mesmos. Focar a atenção na comida e em sua ingestão é uma maneira de escapar dessas emoções negativas e evitar a autoconsciência. O consumo excessivo de alimentos é, por vezes, explicado como uma tentativa de sufocar pensamentos, memórias, sentimentos ou emoções desagradáveis. É também um caminho que conduz ao prazer facilmente acessível, destinado a compensar contrariedade, frustração, tristeza ou preocupação. Comer de forma desenfreada também é concebido emocionalmente como uma forma de agressão dirigida a si mesmo. Expressões como: "Jantei fulano", "Enfiei goela abaixo", "Engoli meu ódio", "Engoli em seco" ou "Estar com uma fome de leão" ilustram bem a dimensão agressiva que às vezes está presente no ato de comer.

Emoção *versus* vontade

No âmbito emocional, emagrecer pode aumentar a sensação de realização pessoal. Com efeito, sentir-se muito gordo permite justificar a si mesmo e aos outros possíveis falhas emocionais, profissionais ou de outra natureza. Se esse argumento desaparecer, não haverá desculpa para evitar encarar uma realidade desagradável. É por isso que podem surgir resistências emocionais em relação a tornar-se magro, mesmo que haja forte desejo e esforço para isso. As emoções e a força de vontade podem entrar em conflito, e nem sempre é a força de vontade que vence.

Um estudo recente, publicado na revista *Obesity*, demonstrou que pessoas que têm tendência a comer por motivos emocionais têm mais dificuldade em perder peso ou manter a perda de peso alcançada. Os participantes do estudo, que conseguiram perder pelo menos quinze quilos e estabilizaram seu peso por um ano, responderam a um questionário que avaliou a ingestão de alimentos que respondiam a critérios emocionais (por exemplo, comer para se consolar, para combater o tédio, para parecer bem quando não se sentia assim), critérios racionais (como comer por fome) e critérios sociais (como comer em companhia de amigos). Os resultados apontam que, quanto mais respostas correspondentes a critérios emocionais o participante tinha, menor era a perda de peso dele. Além disso, aqueles que conseguiram perder peso (em média 10% do peso inicial) são mais propensos a recuperá-lo nos cinco anos seguintes. O estudo também mostra que os critérios sociais têm menos impacto do que os critérios emocionais e racionais. Provavelmente porque as interações sociais são mais ocasionais (não saímos com amigos todos os dias) e porque o ganho de peso associado a elas pode ser compensado pela regulação das refeições seguintes.

Dois casos de emoções incapacitantes

Vimos que a construção do esquema emocional está relacionada com o envolvimento emocional de cada região do corpo durante o desenvolvimento, em função das experiências de vida de cada um. Assim, vivências psíquicas particulares podem se alojar na construção física ou fazer parte de sua dinâmica funcional. Para ilustrar esta última noção, apresento o caso de um paciente que atendi.

Desde os três anos e meio de idade, Jonathan não tem muita habilidade com o braço direito. No entanto, ele não era canhoto. Seu pai, professor de educação física, foi quem percebeu essa anomalia. Ele, então, buscou a opinião de um neurologista, que não encontrou explicação médica e prescreveu sessões de terapia psicomotora para fortalecer o braço direito. As sessões aconteceram durante três anos, sem resultados perceptíveis.

Atendi Jonathan pela primeira vez quando ele tinha dezesseis anos, mas por outro motivo. Sua inabilidade já havia desaparecido havia dois anos. Ele já a tinha esquecido. Foram os pais dele que me contaram quando lhes perguntei sobre o passado do adolescente. Quando pedi mais detalhes, soube que essa inabilidade apareceu logo após o nascimento de um irmãozinho. Eles, então, revelaram um episódio significativo: com ciúme do irmão caçula, como acontece com muitos irmãos mais velhos, Jonathan teve um acesso de raiva e atingiu o rosto do bebê com um garfo, deixando seus pais assustadíssimos. Ele foi severamente repreendido. A inabilidade de Jonathan é resultado desse acidente. Ele provavelmente associou seu braço direito a uma ameaça no esquema emocional de seu corpo e, inconscientemente, o limitou num nível funcional. Mais tarde, as mudanças da adolescência acabaram por reabilitar esse membro. E tudo ficou mais fácil desde que Jonathan, aos quatorze anos, ingressou num internato. O irmãozinho estava, então, fora de seu alcance e, além disso, não era mais um bebê frágil. Ademais, Jonathan rompia seus laços de dependência e de autoridade em relação a seus pais. Ele se via como outro, e, como outro, não era mais ameaçador.

Diferentes tipos de experiência psíquica podem se manifestar no corpo. É uma conversão do aspecto psíquico para o somático. Pode ser, por exemplo, um evento traumático ou um desejo intenso que deve ser reprimido devido a restrições impostas pelo ambiente ou pelo próprio indivíduo, que considera esse desejo condenável.

O caso de Juliette é um exemplo de conversão somática que envolve peso corporal. Juliette tinha sete anos e enfrentava obesidade infantil quando a atendi. Ela é a única filha de um casal que gradualmente se separou, o divórcio ocorrendo quando Juliette tinha cinco anos. A mãe sempre cuidou da filha com atenção especial. O pai, por outro lado, embora apegado à filha, estava pouco presente fisicamente porque sua agenda sempre o obrigava a viajar a trabalho para o exterior. Apesar disso, Juliette tinha várias semelhanças físicas com o pai, e também o nome, Julien. O sobrepeso de Juliette começou na época do divórcio e só se intensificou. As dietas prescritas pelo pediatra resultaram apenas numa perda de peso moderada, porque Juliette estava sempre com fome. O que a psicoterapia da criança trouxe à tona é que, se o divórcio estava mesmo relacionado ao excesso de peso, não era por um efeito traumático, mas pela culpa que ele gerou na criança. De fato, foi a construção edipiana de Juliette que se desestabilizou.[*] A menina se identificava muito com o pai, não apenas fisicamente,

---

[*] O complexo de Édipo é um conjunto organizado de desejos hostis e amorosos que a criança apresenta em relação a suas figuras parentais. O conceito foi criado por Sigmund Freud, inspirado na tragédia grega de Édipo rei, na qual Édipo, sem conhecer seus progenitores, mata o próprio pai e se casa com a mãe.

reproduzindo suas expressões faciais, o que era favorecido pelos traços físicos comuns, mas também em termos de personalidade. E foi à mãe que ela direcionou seus impulsos amorosos. Essa "escolha" da criança foi reforçada pela relativa ausência do pai e pelo amor materno que levou a mãe de Juliette a dormir com ela quando o marido estava em viagens de negócios e após o divórcio, devido aos medos expressados por Juliette de dormir sozinha.

Aos sete anos, Juliette ainda não desistiu de ser a pequena esposa ou o pequeno marido de sua mãe, mas esse desejo é contrariado pela culpa. Ela acredita ser, de fato, responsável pelo divórcio dos pais, como se a mãe tivesse deixado o pai por causa dela. Desde então, ela tem tentado constantemente reprimir seu desejo, o que resulta numa conversão somática à obesidade. Mas por que a obesidade, e não outro sintoma? A escolha dos modos de conversão satisfaz critérios simbólicos e específicos da história de cada um. No caso de Juliette, a hipótese formulada é que ela fixou inconscientemente seus impulsos amorosos edipianos em relação a sua mãe apenas num nível oral, a fim de não dar vazão a um possível desejo genital. Ou seja, ela se fixou no modo de relação dominante com a mãe quando era bebê e no fato de que a mãe lhe fornecia o seio e, depois, a mamadeira. Para não amar a mãe como uma mulher amaria outra mulher,[*] ela se colocou na situação de amá-la como um bebê ama sua mãe. Colocar a energia amorosa na esfera oral desencadeia essa pulsão de comer incessantemente para se satisfazer. O atendimento psicoterapêutico de Juliette e seus pais, aliado a um acompanhamento alimentar, permitiu o retorno a um peso aceitável em um ano. A gestão precoce do ganho de peso emocional é importante para prevenir a obesidade na vida adulta, porque, uma vez estabelecida e distante temporalmente da origem dos transtornos, ela seria mais resistente à análise terapêutica.

---

[*] Porque crianças no período edipiano se apaixonam como adultos.

UM DIÁRIO

Para agir sobre a alimentação relacionada às emoções, é necessário primeiro identificá-la. Chamo de *alimentação emocional* o consumo de alimentos ou bebidas que não respondem a uma necessidade energética do organismo que a fome ou a sede gerariam, mas, sim, a uma variação emocional, qualquer que seja sua natureza, que impele a comer ou a beber.

Para identificá-la, podemos manter um diário, no qual registraremos todo o consumo de alimentos feito durante o dia, sem interromper a alimentação. É importante anotar o horário do consumo e a quantidade ingerida. Além disso, deve-se anotar também o grau de fome que precede esse consumo, utilizando uma escala de 0 a 10. Um ponto fundamental é registrar o tipo de emoção sentida antes de comer, como raiva, tristeza, preocupação, angústia, tédio… Essa identificação das emoções pode ser difícil, porque a alimentação emocional em geral ocorre em pessoas que têm dificuldade em diferenciar suas emoções e as confundem facilmente com uma sensação de falta, que é interpretada como fome. No momento em que acontece o consumo, nem sempre é fácil refletir sobre a emoção sentida. Por outro lado, à noite, descansando na cama, enquanto a mente revisita o dia decorrido, é, sem dúvida, um momento propício para fazer um balanço das emoções vivenciadas.

Num segundo momento, escreveremos as razões do aparecimento de cada emoção: a primeira que vier à mente e outras talvez mais profundas, mais ocultas. Por exemplo, a raiva contra sua enteada, que deixa os pertences jogados pela sala, parece ser a primeira razão de sua emoção. No entanto, a razão mais profunda, que a torna irritante a seus olhos, pode ser o fato de que seu companheiro parece ser mais flexível com ela, enquanto é exigente demais com você noutros aspectos. A raiva que você sente em relação à enteada esconde, assim, um ressentimento em relação a seu companheiro.

44 Quilos emocionais

Uma vez identificada a alimentação emocional, é necessário responder a elas de forma adequada. Para cada emoção, uma resposta específica pode ser encontrada, especialmente depois que a causa profunda tiver sido revelada. Mas, na ausência da identificação imediata, podem ser adotadas estratégias para evitar o consumo alimentar relacionado às emoções.

Como fazer?

Se você está realmente com fome, tem que comer. Porque a restrição alimentar cria frustrações e provoca, a médio prazo, uma má percepção da sensação de fome. Mas, se você sentir vontade de comer quando não está com fome, precisa fazer outra coisa. Para isso, temos de ser capazes de identificar nossas diferentes emoções, mas também de distinguir os sinais de fome de outras sensações.

Estes são os sinais causados pela queda dos níveis de açúcar no sangue quando se está com fome: um vazio no estômago, irritabilidade, fadiga, salivação e tontura. Mas também podemos sentir vontade de comer por prazer, por gula.

Se é uma questão de prazer, saiba que são as primeiras mordidas que mais dão prazer. Se passar disso, o prazer diminui progressivamente. Portanto, é possível se permitir esse prazer de forma consciente, sem se enganar: se é prazer, não é fome. Então, em vez de comer, experimente!

Se você sente que não é a fome que o impulsiona, mas não consegue identificar a emoção envolvida, é recomendado recorrer a uma lista – que você terá feito de antemão – de atividades que poderiam distraí-lo da vontade de comer, privilegiando comportamentos fáceis de adotar. Pode ser telefonar para um amigo, dar um passeio, tomar um banho, ler um livro ou preparar uma bebida quente sem açúcar. Ou, de uma forma mais geral, "mexa-se", isto é, envolva-se em qualquer tipo de atividade ao ar livre, a fim de liberar as emoções e, assim, reduzir o risco de recorrer à comida. Sair de casa limita esse risco, mesmo que hoje seja cada vez mais fácil comer a qualquer hora do dia ou da noite.

Desenhar, tocar um instrumento, esculpir, todas essas atividades criativas são propícias à expressão emocional, qualquer que seja o tipo de emoção em questão.

Se você aprendeu a discernir os diferentes sentimentos que o levam a comer, aja de acordo com eles para expressá-los ou simplesmente liberá-los. Veremos isso em detalhes adiante. Mas o trabalho mais importante é identificar as emoções, especialmente aquelas negativas, que desencadeiam a compulsão alimentar.

Identificar as emoções negativas

Se nem sempre é fácil identificar suas emoções, porque muitas vezes elas se disfarçam. Uma emoção pode ser expressa de várias maneiras e é dissimulada quando não utiliza as formas habituais de expressão, socialmente ou num indivíduo. Por exemplo, uma pessoa triste, mas que não chora e mantém uma aparência sorridente e ativa, pode esconder de si mesma que está triste. Essa ignorância de seus verdadeiros sentimentos é mais frequente do que se poderia pensar. Além disso, é comum sentir várias emoções ao mesmo tempo, o que torna difícil separá-las. As emoções também podem ter diferentes níveis e formas: podemos estar coléricos, irritados, agressivos, de cabeça quente, raivosos, zangados, descontentes, mal-humorados... Acontece que as emoções negativas não são facilmente distinguíveis, porque são respostas a algo e estão sufocadas pelo conjunto de reações das quais muitas vezes temos pouco distanciamento. Finalmente, a mesma emoção pode ser percebida como negativa ou positiva, dependendo da duração e das circunstâncias.

As emoções negativas mais difíceis de detectar são as que se instalaram há muito tempo, de forma crônica. Quando elas aparecem agudas, são obviamente mais fáceis de identificar. Por exemplo, um estado incomum de tristeza após um evento difícil será facilmente reconhecido, enquanto uma tristeza antiga, que acompanha um estado depressivo, pode passar despercebida.

Como fazer?

As emoções negativas mais comuns são raiva, inveja, ciúme, tristeza, ansiedade, vergonha, tédio, sofrimento, constrangimento, culpa, desilusão, frustração, dor psíquica e falta de autoconfiança. Mas cada uma delas se desdobra em emoções específicas que você terá que definir. Essa não é uma simples questão de vocabulário, porque cada um desses termos determina com precisão um estado emocional. Ainda que não seja essencial ser perfeccionista na descrição dos sentimentos, quanto mais se aproximar, mais cômodo será lidar com eles. Os dicionários de sinônimos não são úteis apenas para evitar repetir a mesma palavra duas vezes. Eles também servem para descobrir o que queremos dizer e o que sentimos de forma mais precisa.

Comece identificando a emoção mais ampla e, num segundo passo, identifique sua tonalidade exata, sua nuance adequada. Para a desilusão, por exemplo, você pode experimentar a sensação de estar decepcionado, desapontado, amargurado, consternado, desgostoso, desenganado, rancoroso ou cansado. Somos o que sentimos, e saber explicitamente o que se sente é parte fundamental para nos libertarmos dos quilos emocionais e conhecer nossa identidade integral.

Um dos métodos de identificação das emoções consiste em tentar senti-las de forma experimental, imaginando-se em situações que possam desencadear essas emoções. Tomemos como exemplo a decepção: imagine que um amigo com quem você conta para fazer um favor acaba deixando você na mão. A criação imaginativa de emoções singulares ajuda a identificá-las quando elas surgem.

Aprenderemos, então, a distinguir quando a emoção é positiva, negativa ou neutra, dependendo da situação, do contexto ou das circunstâncias. Por exemplo, sentir-se momentaneamente envergonhado por cometer um erro sem grandes consequências, quando seu superior aponta o erro, é uma emoção neutra no sentido de que ela é adaptável. Essa vergonha se tornaria negativa se durasse até o dia seguinte ou se fosse semelhante a um sentimento de humilhação ou desonra. Por outro lado, ela pode se tornar positiva se nos levar a corrigir o erro ou a estimular nossa concentração, tornando-nos mais eficientes e garantindo o reconhecimento hierárquico. Para cada uma das emoções negativas detectadas, devemos estudar os pensamentos e atitudes que ela desencadeia, bem como as emoções secundárias, como a culpa que pode seguir à raiva.

COMO REAGIR ÀS EMOÇÕES

Uma vez identificada uma emoção negativa, é importante agir sobre ela por meio do pensamento e do comportamento, a fim de limitar seu impacto prejudicial. Aqui estão alguns exemplos de conselhos resumidos, mas voltaremos a esse assunto de forma mais detalhada. Se você estiver sentindo ansiedade, adote as seguintes atitudes: evite situações que possam desencadeá-la, modifique os pensamentos que surgem após essa reação emocional, assim como os comportamentos ou emoções secundárias. Diga em voz alta o que o preocupa. E lembre-se dos momentos de ansiedade que viveu quando era mais jovem: eles o invadiam naquela época, mas hoje são coisas do passado. Por último, procure soluções escrevendo sobre o assunto.

Se estiver sentindo raiva, não a reprima. Reclame bem alto. Ligue para um amigo para se queixar ou, melhor ainda, diretamente para a

pessoa que despertou esse sentimento. Aproveite um saco de pancadas ou jogue videogame para espairecer. Escreva sua raiva na forma
de uma carta ou e-mail, que você pode ou não enviar, listando todos
seus ressentimentos e suas respectivas motivações, bem como o que
poderia levá-lo a perdoar a pessoa responsável.

Se estiver triste, deixe as lágrimas rolarem. O processo bioquímico
que as acompanha terá um efeito calmante. Ouça música ou pegue
um livro que você já leu e que o fez se sentir bem. Analise as razões
aparentes e mais profundas desse sofrimento.

Às vezes, é a inveja que cria quilos emocionais, como no caso
de Amélie, que sentia inveja do físico de uma colega. Estar perto
dela diariamente no local de trabalho alimentava esse sentimento,
que se tornou crônico. Os pensamentos de Amélie se encheram de
negatividade, manifestada através de um mecanismo de somatização, resultando no acúmulo de gordura. Entre as reações negativas
de Amélie, podemos citar: ressentir-se de sua colega, criticá-la (o
objetivo era parar de invejá-la encontrando defeitos nela), alegrar-se
com suas possíveis dificuldades, tentar prejudicá-la e ter uma fixação
por ela. Além disso, Amélie começou a menosprezar seu próprio
progresso físico, que ela tinha empreendido na tentativa de mitigar
a rivalidade, em vista da diferença que persistia com o físico mara-
vilhoso da colega.

Para Amélie e para outros no mesmo estado emocional, seria
saudável considerar que a felicidade é possível, mesmo que não se
esteja tão bem fisicamente como essa ou outra colega; que se julga
alguém por sua identidade global, não apenas por um único aspecto;
que invejar essa colega justificaria invejar milhares de outras mulheres com o corpo dos sonhos; que essa colega poderia, ao contrário,
desempenhar um papel de modelo para lembrar que há meios de ser
tão boa quanto ela, mesmo que isso signifique torná-la uma aliada.

Para resumir, é importante identificar a *natureza* das emoções
sentidas, as *nuances* dessas emoções, detectar as *circunstâncias* que dão

origem a elas, determinar nossas *reações mentais, comportamentais* e *emocionais.* Para, finalmente, agir sobre esses pontos.

Mas, antes de detalhar suas emoções atuais e as maneiras de lidar com elas, vamos ver a origem das pulsões do comedor emocional que grita de fome dentro de você.

AS PULSÕES QUE NOS FAZEM GANHAR PESO

Somos seres com anseios de ter, ser, confrontar, trocar, conquistar, preservar, conhecer e possuir. Desde nosso nascimento, e talvez até antes, nossa psique é invadida por pulsões inatas, em seu estado bruto, que serão, então, cultivadas por nossa educação. Essas pulsões constituem a energia vital que impulsiona o crescimento físico, intelectual e emocional da criança.

De acordo com as teorias psicanalíticas, o recém-nascido, que ainda não é capaz de expressar seus desejos de forma elaborada, está sujeito a um conjunto de pulsões. Essas pulsões são processos ativos que surgem em diferentes zonas corporais excitáveis. A finalidade de uma pulsão é satisfazer-se, aliviando a tensão proveniente da excitação. Existem diferentes formas pelas quais cada pulsão busca alcançar essa satisfação, e cada indivíduo privilegia certos meios em vez de outros, porque se as pulsões são comuns a todos, cada um as acalma à própria maneira.

Por exemplo, a pulsão oral tem origem numa vasta região do corpo, que inclui a boca e toda a área bucal: o trato digestivo superior, a região respiratória, os órgãos da fala e o conjunto dos órgãos sensoriais. Nesse caso, entram em jogo a sensibilidade desses órgãos (os lábios, o palato e a língua são ricamente inervados) e os nervos que controlam a percepção sensorial (como o nervo óptico, o auditivo e o lingual). A satisfação da pulsão oral é dada pela alimentação e, secundariamente, por ingestões de todos os tipos. Essa satisfação é um motor indispensável à existência humana, uma vez que incentiva cada indivíduo em formação a satisfazer necessidades elementares, como a ingestão de alimentos e os laços com seu entorno (a pulsão oral também estimula a busca por informações e a comunicação), indispensáveis para os seres humanos.

A PULSÃO ORAL: UMA PULSÃO VITAL

A pulsão oral predomina durante os dois primeiros anos de vida, porque o bebê, que não é independente em seus movimentos e em sua habilidade de preensão, está centrado em seu modo de contato com o mundo exterior, na captura sensorial e na alimentação. Isso corresponde, cronologicamente, à fase oral.

A fase oral é a primeira fase de desenvolvimento afetivo, como definido por Sigmund Freud com base em suas observações clínicas e posteriormente confirmado por múltiplos trabalhos psicanalíticos. Desprovido de linguagem, o recém-nascido estabelece as primeiras relações com o ambiente a partir de seu corpo. Os adultos responsáveis por sua educação, apoiando-se nas habilidades inatas desse corpo e mediando-as, orientam essa exploração e tornam possível sua evolução e suas diversas aquisições. Suas pulsões orais podem ser satisfeitas pelo contato com a mama e o leite materno, a mamadeira, a sucção de uma chupeta, sucção da língua ou dos dedos. Em suma, tudo o que entra na boca, assim como tudo o que pode passar para a faringe e o esôfago, tanto a comida como a bebida, pode preenchê-lo. Mais tarde, essa pulsão se satisfaz com a comida e a bebida, é claro, mas também com todas as coisas novas que colocamos voluntariamente na boca (a língua de um parceiro amoroso, uma goma de mascar, um charuto, o gargalo de uma garrafa).

A pulsão oral estimula o ato de se alimentar: ela é, portanto, uma pulsão vital. Pela satisfação que proporciona, convida-nos a satisfazer as necessidades básicas que os seres humanos têm de comer e beber. As pulsões e sua satisfação substituíram o instinto animal nos seres humanos. Isso também é verdade para a sexualidade. É o que nos permite ser mais inventivos do que os animais nessas áreas. E o que nos dá mais liberdade – para melhor ou pior, uma vez que apenas os seres humanos praticam voluntariamente a castidade ou a greve de fome.

Boca a boca e olhos maiores que a barriga

Mas a pulsão oral não se limita à boca. Pode-se considerar que ela é composta de subdivisões, dependendo das zonas nervosas envolvidas e dos modos de satisfação. Ela também se satisfaz com tudo o que mobiliza estímulos sensoriais, por exemplo, o prazer de ouvir música. De fato, existem ligações entre os subgrupos de pulsões orais. Assim, o sabor de um alimento está intimamente relacionado a seu cheiro, o que constatamos quando ficamos resfriados e a comida parece ter menos sabor.

Essa ligação gosto-cheiro é, sem dúvida, uma combinação própria da espécie humana. Outras correspondências são adquiridas em certos indivíduos, infelizmente nem sempre de forma favorável. Por exemplo, pessoas que estão acostumadas a comer com música ou com pessoas conversando a sua volta precisam ouvir rádio quando comem sozinhas. Para não falar daquelas que, cada vez mais numerosas e habituadas a isso desde muito cedo, só conseguem comer em frente à tela da televisão e que se empanturram de imagens e de comida ao mesmo tempo.

Essa noção é fundamental para nosso assunto, pois explica que podemos satisfazer-nos oralmente por outros meios que não sejam a alimentação. Existem, portanto, recursos que abrangem tudo o que satisfaz nossos sentidos: carícias (toque em geral), música e letras, cheiros, as imagens (do mundo real, representações da realidade em

52 Quilos emocionais

desenhos ou vídeos, ou mesmo aquelas elaboradas por nossa imaginação) e até o prazer de respirar (usado em técnicas de relaxamento). De acordo com suas preferências ou aversões (alimentares ou sensoriais) e com a forma como suas diferentes pulsões foram "educadas", isto é, segundo as diferentes maneiras com que o entorno as satisfez até então, cada pessoa vai elaborar o próprio programa de satisfação de suas pulsões. Um bebê pode ter apenas a alimentação como forma de troca com seu entorno, enquanto outro pode ser exposto a palavras, carícias, músicas, perfumes, diferentes ambientes etc.

Durante seu desenvolvimento, o bebê associará emoções e representações mentais a suas pulsões. Por exemplo, se a mãe o amamenta, ele mentalizará o seio materno precocemente. Na ausência da mãe, ele poderá se satisfazer mobilizando esse pensamento. Ele criará imagens de sucção, absorção e estímulos sensoriais que lhe darão uma satisfação virtual na ausência de satisfações reais. É um cinema muito privativo que o recém-nascido cria para si mesmo, e essa habilidade de encenar seus desejos é fundamental, pois vai determinar a capacidade futura da criança de lidar com a frustração dos prazeres relacionados à oralidade e, em particular, com o desejo de comer. Ela determinará sua capacidade de adiar a gratificação.

Tudo é barriga

Todas as informações obtidas, seja pela visão, olfato, audição, tato etc., se adaptam à dinâmica da chamada satisfação oral. A criança engole tanto o que é concreto quanto abstrato, pois aprende a pensar a partir do próprio corpo. Então ela ingere alimentos como conceitos, como mais tarde vai devorar livros. O lactante realmente assimila vozes, sons, cheiros e imagens como emoções, sentimentos, desejos conscientes ou inconscientes e os mecanismos de pensamento das pessoas que se comunicam com ele. Mas, nesse processo de absorção, quando o recém-nascido satisfaz sua pulsão oral, ele não fica inativo, pois pode censurá-la parcialmente. É o caso dos bebês com anorexia: eles limitam a quantidade de absorção dos alimentos oferecidos por um adulto cuja comida eles não querem engolir, ao mesmo tempo que experimentam toda a carga de ansiedade associada.

Freud falava de "pulsões orais agressivas". Sua consequência somática, penso eu, é o aparecimento dos dentes. Esse tipo específico de pulsão oral é revelado à criança quando ela percebe que está dissipando e destruindo o alimento engolido. A agressividade oral se manifesta no prazer de morder, mas também na agressividade verbal quando a fala se torna "mordente". Podemos observar que o fato de se alimentar pode ser, muito cedo no desenvolvimento da criança, um ato carregado de agressividade em relação a si mesmo ou ao outro, simbolizado pelo alimento absorvido.

O prazer da oralidade, obviamente, não desaparece após a fase oral ter passado. Ele permanece presente ao longo da vida em graus variados em cada indivíduo.

Sombra e água fresca

Pulsões orais, em particular, estão muito presentes no comportamento amoroso. É por meio da oralidade e, portanto, da percepção sensorial, que o lactante é iniciado no amor. Essa oralidade permanece presente nos adultos em todos seus prazeres amorosos. O mais evidente deles é o beijo, claro. Há também o prazer de chupar ou mordiscar. A essas delícias físicas acrescenta-se o prazer das palavras de amor, das expressões doces ou picantes que ouvimos ou que dizemos. Nós "bebemos" as palavras da pessoa amada, nós a "devoramos" com os olhos, nos "alimentamos" de sua presença, queremos "dar uma provadinha" antes de "devorar" o fruto proibido. Sensorialmente, há o prazer das carícias, dos odores corporais e da voz amada.

É possível ver que a oralidade tece laços profundos e indissolúveis entre a ingestão alimentar, o modo primordial de satisfação oral e os prazeres do corpo, a sensualidade e as emoções. O que explica, mais uma vez, que a satisfação das pulsões orais, que está na origem do prazer de comer, pode encontrar outras formas de satisfação, apelando para os prazeres sensoriais. Quanto mais uma criança desfrutar de modos diferenciados de satisfazer suas pulsões orais, graças a uma educação que a acompanhe no prazer das carícias, das palavras, das canções, das músicas e das experiências visuais, mais ela se tornará um adulto capaz de encontrar satisfação noutras áreas além de apenas comer.

A culpa e o prazer oral

A partir dos três anos, a criança adquire a noção de culpa. Essa é uma etapa fundamental, uma vez que a culpa impede comportamentos contrários à educação. Mas mesmo que nem sempre seja apropriado, às vezes nos sentimos excessivamente culpados por ações ou pensamentos que não prejudicam os outros.

A culpa, indubitavelmente específica da espécie humana, está ligada essencialmente ao mal que pensamos fazer, mas também ao bem que fazemos a nós mesmos. Sendo assim, não é raro nos sentirmos culpados pelo prazer que experimentamos e, por vezes, por fazermos o mal. A pulsão oral, como todas as outras pulsões (por exemplo, a pulsão sexual), pode ser experimentada, em algum momento do desenvolvimento, como algo que provoca culpa ou angústia se estiver muito carregada de desejo. A educação é vivenciada como um conjunto de limites impostos à onipotência da criança e a seus princípios de prazer, que terão que lidar com os princípios da realidade.

A culpa resultante do prazer oral explica, por exemplo, por que Emilie, de quatro anos, apesar de ser muito desenvolta com a família, se fecha num silêncio tímido quando conhece novas pessoas que podem despertar seu interesse (especialmente homens que se parecem com o pai). Ela também explica por que Arthur chupa balas escondido e por que Antônio, de seis anos, só chupa o polegar quando está sozinho. A culpa, que pesa tanto sobre os adultos que fazem dieta, não se deve apenas ao sentimento de não respeitar as orientações do nutricionista, mas também, certamente de forma menos consciente, à busca do prazer oral induzida pela ingestão de alimentos. E a culpa é ainda mais forte porque o desejo é forte e a satisfação, intensa. O doce é um dos maiores indutores do prazer oral e, de todos os sabores alimentares, a tentação que suscita é a que nos deixa mais culpados por ceder.

Para resumir, lembremos que a pulsão oral incita a alimentação, que o prazer de se alimentar está intrinsecamente ligado a outros tipos de satisfação sensorial (como o prazer de cantar, falar, ouvir, sentir...), que esses diferentes tipos de satisfação, se forem cultivados, podem se tornar um substituto para o prazer oral da ingestão de alimentos, que a satisfação oral está intimamente ligada às emoções, especialmente à sexualidade e ao amor (por si mesmo e pelos outros), que comer é um prazer, mas também pode ser motivado por um desejo agressivo contra si mesmo ou contra alguém, e que pode ser muito precocemente, como qualquer prazer impulsivo, carregado de culpa.

COMO A PSIQUE DOMINA SUAS PULSÕES

A culpa está integrada num conjunto maior de controle de todas as pulsões. É o resultado da educação e do confronto com os princípios da realidade, que impõem limites e enquadram a pulsão oral e as outras pulsões (como as pulsões anal e genital). Essas pulsões são parcialmente reprimidas, negadas, transformadas em seu oposto (formações reativas), sublimadas etc. Existem, de fato, de acordo com as teorias psicanalíticas, diferentes mecanismos para controlar essas pulsões. É como se elas estivessem presas como um personagem perigoso, mantidas à distância como um intruso, desconectadas como uma tomada elétrica, moldadas como barro, cultivadas como um terreno baldio, canalizadas como água em fúria, domesticadas como um animal selvagem. Inicialmente brutas, essas pulsões se tornarão parte de uma organização geral que determinará a personalidade da criança.

O recalque consiste em armazenar parte da psique no inconsciente. Se a mente fosse uma casa, o recalque seria algo como colocá-la no porão. No caso das pulsões orais, o que é normalmente recalcado diz respeito ao apetite por alimentos ou objetos não comestíveis ou proibidos. Por exemplo, o mais comum dos tabus é comer fezes. Mas, dependendo da educação, há tipos de recusa de alimentos que, para alguns indivíduos, são simbolicamente carregados de emoções negativas.

Assim, Nicolas, desde os quatro anos de idade, tem uma aversão pelo leite, que se intensificou numa aversão por todos os produtos lácteos. E isso na ausência de qualquer intolerância ou alergia relacionada ao produto, como intolerância à lactose ou às proteínas do leite. Foi com o nascimento de sua irmã mais nova que ele manifestou essa rejeição. Ele estava, então, entrando no período edipiano e provavelmente transferiu para o leite seu desejo edipiano pela mãe. Para resumir, ele fundiu, confundiu, em seu cérebro emocional, suas pulsões sexual e oral no leite. A incorporação precoce da proibição do incesto resultou na repressão de seu desejo por leite, sendo o desejo pelo leite equivalente, em seu inconsciente, ao desejo amoroso por sua mãe, que já era proibido.

As pulsões recalcadas podem escapar por meio de atos falhos (por exemplo: "Já não sei onde comi minhas coisas") ou em sonhos. Não é incomum que pessoas em dieta sonhem que estão se empanturrando. Isso também pode explicar por que pessoas sonâmbulas comem à noite. Mas a repressão também pode estar relacionada à intensidade da pulsão: essa repressão parcial visa, então, manter essa pulsão, mas de forma moderada.

O segundo grande mecanismo para controlar a pulsão oral e as pulsões em geral, a sublimação, consiste em direcionar a energia da pulsão para uma atividade emocional, intelectual ou artística. No caso da pulsão oral, um modo comum de sublimação consiste em interessar-se por atividades culinárias. A pulsão é, portanto, derivada de seu propósito sem ser reprimida (o que exigiria mais energia psíquica). Aliás, é isso que adolescentes anoréxicos fazem: embora tenham reprimido suas pulsões orais em relação à comida, muitas vezes sentem grande prazer em cozinhar para aqueles que os rodeiam e, assim, sentem sua satisfação oral de forma indireta. Todas as atividades que apelam aos cinco sentidos ou à própria expressão verbal são formas de sublimação. Por exemplo, crianças que gostam de conversar sublimam suas pulsões orais sem precisar comer – afinal, não se come de boca cheia… de palavras.

Se a pulsão fosse um rio ou uma torrente, o recalque seria como uma barragem que a conteria, e a sublimação, um desvio em múltiplos canais.

Além da sublimação, existem outros mecanismos que podem operar. Um deles é chamado de formações reativas. Elas são a transformação permanente das tendências e dos desejos inaceitáveis pela consciência da criança em tendências opostas, aceitáveis tanto no ambiente familiar como no social. Assim, as pulsões exibicionistas se transformam num pudor extremo, ou o ciúme num forte senso de justiça. Quanto à pulsão oral, podemos passar da voracidade à restrição alimentar ou a fobias alimentares diversas (recusa de certas carnes ou certos vegetais) quando estas são bem-aceitas no ambiente em que a criança vive (por exemplo, se um dos pais tem a mesma fobia alimentar ou é vegetariano). Dessa forma, quando uma criança tem fobias alimentares ou limita sua ingestão de alimentos, pode ser uma tentativa de controlar as pulsões orais pelas quais se sente invadida.

Eventualmente, faz-se necessário ajudar a criança a desenvolver outros mecanismos de controle menos problemáticos.

O refúgio na fantasia é um deles. Ele permite que você controle seu comportamento na realidade e dê vazão à pulsão oral por meio da imaginação. A pessoa, então, se alimenta de seus sonhos.

Na intelectualização, a energia pulsional é colocada a serviço da reflexão ou da meditação. Isso pode ser associado a uma avidez por saber tudo, conhecer tudo, compreender tudo. A pulsão oral é, então, satisfeita por "alimentos espirituais".

Entre os sete e os onze anos, a pulsão oral está sob controle

Por volta dos sete anos de idade, a criança entra no período de latência, em que adquire um senso moral e se contenta em seguir as regras. Torna-se pudica e sabe dizer não a suas várias pulsões primárias. Na esfera do comportamento alimentar, a criança adquire um senso de equilíbrio e sabe se comportar à mesa. Ela pode se considerar gulosa e conter seus desejos. A sublimação da pulsão oral a impulsiona para atividades socialmente aceitáveis, como o envolvimento na aprendizagem escolar e artística. Até a puberdade, esse autocontrole aumenta e, durante a escola primária, há poucas mudanças no comportamento alimentar. As crianças que têm um excesso de envolvimento da pulsão oral por volta dos sete anos de idade geralmente mantêm um grande apetite oral até a puberdade. Por outro lado, aquelas que têm a pulsão oral controlada depois dos sete anos mantêm esse controle durante o período de latência. Exceto no caso de acontecimentos de forte impacto emocional (luto, divórcio ou doença da criança etc.), que perturbaria a organização estabelecida. Mas, além dessas possíveis rupturas, o período de latência é caracterizado por uma era de estabilidade. Tudo acontece como se as diferentes pulsões fossem usadas como matéria-prima e energia pela psique, para que a criança se desenvolva física, intelectual e afetivamente. A chegada da puberdade remodela toda essa organização pulsional.

O forte retorno das pulsões na adolescência

As diferentes pulsões que estavam sob controle durante o período de latência são reativadas no início da puberdade. Toda a organização estabelecida durante a primeira infância se rompe, até que uma nova ordem se instale ao fim da adolescência. Enquanto isso, as pulsões vão aproveitar a desorganização física e psíquica para se libertarem. O adolescente revisita psicologicamente suas várias fases emocionais, em particular a fase oral.

Durante a puberdade, a pulsão oral desenfreada costuma se manifestar por meio de comportamentos de hiperfagia, lanchinhos ou gulodices que estão longe de serem raros nesse período da vida. Normalmente, esses comportamentos duram toda ou parte da adolescência, antes de se regularem. Mas é possível que persistam parcial ou totalmente quando o adolescente se torna adulto. Os adolescentes, muitas vezes, estão com a boca ocupada, seja com uma caneta que mastigam, um cigarro ou um baseado, uma goma de mascar ou uma lata. Essa é a época em que mais queremos provar tudo. É a vida como um todo que queremos "abocanhar" com todos os dentes, mesmo que o adolescente nem sempre tenha os meios para fazê-lo. Embora por vezes relutantes em frequentar a escola, esses indivíduos têm fome de saberes e de descobertas. Eles têm, em muitas áreas, olhos maiores que a barriga. A escolha dos alimentos é peculiar na adolescência. Quanto mais rápido de consumir, mais fácil de engolir, mais simples o sabor, mais rápido o aumento do açúcar no sangue após a ingestão ou mais intensas as sensações (como pimenta e mostarda), melhor. Daí o sucesso dos fast-foods, doces, bebidas açucaradas e alimentos ricos em amido no lugar de pratos mais elaborados. É o retorno ao "tudo, imediatamente", exigido por uma pulsão oral livre de seus controles, à qual cedemos de forma solitária, sem restrições, a qualquer momento. O recalque retrai, algumas aversões alimentares desaparecem e ficamos surpresos ao ver as preferências alimentares mudarem. Passamos a nos limitar menos, não esperamos a hora das refeições ou a presença de outras pessoas para comer. Não sublimamos o prazer dos olhos com uma preparação cuidadosa (aliás, comemos em frente à tela, sem olhar para o que está no prato) e sequer imaginamos o prazer de organizar os talheres, algo que podíamos ter na infância, quando ficávamos orgulhosos em ajudar nossos pais.

Felizmente, esses hábitos alimentares desenfreados nem sempre levam ao excesso de peso, porque é uma idade em que o crescimento físico é importante e em que queimamos uma quantidade enorme de calorias. Mas o risco de sobrepeso existe, e, se esse comportamento persistir na idade adulta, o excesso de peso é praticamente garantido.

O retorno à pulsão oral arcaica está associado a uma regressão no comportamento e nas escolhas alimentares (no adolescente, encontramos a criança que ele era e que só queria mingau, e depois apenas macarrão e batatas fritas), mas essa regressão também se reflete na postura (o comportamento descontraído à mesa, de um adolescente que volta a se sujar enquanto come). Essa reativação da pulsão oral diz respeito, naturalmente, a todos os aspectos, como a sede de escuta musical, que é mais uma característica marcante, e também a sede de imagens, que hoje em dia se manifesta no consumo frenético de vídeos. Em suma, há toda uma educação da pulsão oral a ser refeita!

Alimentar-se do outro

Esse retorno intenso da pulsão oral também tem aspectos positivos, pois permite um novo investimento na fala e nas trocas verbais. O adolescente tem sede de novos encontros com jovens de sua idade e com adultos. Procura também incorporar novas formas de ser, novos sentimentos. Tem sede de se identificar. Ele se aproxima de outros adolescentes de seu sexo e do sexo oposto impulsionado pela reativação das pulsões orais. A ativação intensa das pulsões genitais na puberdade promove o desejo e os encontros amorosos e sexuais. Há, por exemplo, o prazer de sentir o cheiro da outra pessoa, ou de "não o sentir mais" quando o amor acaba, prazer de conversar virtualmente ou ouvir música enquanto pensa nela. Fisicamente, há toda uma gama de prazeres que envolvem colocar na boca partes do corpo do ser desejado, começando pelo beijo. Sem mencionar os jogos eróticos que deliberadamente incluem o uso de alimentos. Vemos, mais uma vez, como o desejo por comida e o desejo por amor estão ligados em termos de pulsões. É a expressão das ligações que existem entre o afetivo, os sentimentos, as emoções e os comportamentos alimentares.

Mas, pouco a pouco, e em ritmos diferentes para cada indivíduo, novos mecanismos de controle serão estabelecidos na psique do adolescente e permitirão uma satisfação oral menos anárquica, mais organizada e diversificada, proporcionando comportamentos alimentares equilibrados. Isso será feito mais facilmente conforme a organização das pulsões for estabelecida de forma harmoniosa na primeira infância, graças às habilidades naturais da criança e a uma abordagem emocional e educacional coerente.

Quando a pulsão oral é uma fonte de ansiedade

Às vezes, o cérebro emocional do adolescente pode ficar sobrecarregado pela intensidade de sua pulsão oral, o que desencadeia ansiedades. Essas ansiedades podiam já existir na infância, quando suas pulsões ainda não estavam controladas. Elas são, naturalmente, medos imaginários. Por exemplo, a criança pode experimentar ansiedade de destruir com a boca aqueles que ama (a mãe ou a babá, por exemplo), ou seja, as angústias de devorar o outro. Essa ansiedade pode estar associada ao medo oposto de ser devorado por aqueles que o amam (por um mecanismo de projeção mental, que atribui ao outro a intenção de fazer conosco o que temeríamos fazer a ele).

São possíveis outros tipos de ansiedade relacionados à pulsão oral: se uma mãe teme, toda vez que alimenta seu bebê, não lhe dar aquilo de que necessita em qualidade ou quantidade adequadas, a criança corre o risco de absorver essa ansiedade materna e assimilá-la, em seu cérebro emocional, a sua própria pulsão oral que, a seus olhos, é suscetível de gerar desconforto a sua volta e, portanto, nela. A pulsão oral se torna, então, angustiante, tal como o é para a mãe. Na adolescência, o despertar ou o aparecimento de ansiedades atreladas a pulsões orais descontroladas pode, por exemplo, causar um bloqueio na pulsão oral relacionada à alimentação e induzir a um comportamento anoréxico. Assistimos, então, a um controle rigoroso dos alimentos consumidos em termos de qualidade e quantidade, associado a rituais alimentares específicos, o que não é incompatível com o prazer de cozinhar, como já mencionado. Se não for proposto um tratamento terapêutico precoce, essa anorexia corre o risco de se enraizar a longo prazo.

Noutras pessoas, se o apetite alimentar for mantido, o obstáculo estará relacionado a outros aspectos da pulsão oral, como o prazer das aquisições, a sede de aprender e a ingestão de informações. Isso pode resultar numa falta de interesse pelo conhecimento e pela aprendizagem, causando dificuldades escolares.

A sede de encontros e de se identificar pode levar a ansiedades identitárias, como a de se fundir com o outro e não conhecer mais os limites da própria identidade. Esse tipo de ansiedade causa, como reação, atitudes de retraimento, isolamento e um risco de recusa de alimentos. Na verdade, esse deslocamento do desejo de encontros para a alimentação permite que a pulsão oral seja satisfeita sem ansiedade, pois os alimentos não parecem tão ameaçadores quanto as pessoas para os adolescentes, uma vez que eles acreditam que podem controlá-los com mais facilidade. A sede de encontros se transforma, então, num consumo excessivo de alimentos por razões puramente emocionais.

O recalque das pulsões e seus fracassos

Quando a adolescência termina, há um recalque de pulsões e elas estão novamente sob controle. É preciso considerar a adolescência como uma segunda oportunidade para normalizar as pulsões da primeira infância, se elas eram mal-ordenadas ao entrar no período de latência.

Vamos considerar o caso de David, um menino obeso. Sua obesidade estava diretamente relacionada ao consumo excessivo de alimentos (hiperfagia). Vindo de uma família em que o consumo alimentar era culturalmente valorizado, em particular por sua mãe que, apesar da boa vontade, não tinha regulado o apetite de David, cedendo a todos os pedidos dele e chegando a antecipá-los. Até a puberdade, David continuou comendo muito, sendo um menino grande e muito dependente de sua mãe. Quando adolescente, tornou-se mais aberto ao mundo, aos saberes de todos os tipos e, assim, diversificou as formas de satisfazer suas pulsões orais, especialmente por meio de encontros com amigos (como seu pai, que era muito sociável e com quem se identificava) e relacionamentos amorosos. Tornou-se um jovem que come quanto quiser e sua fome se adaptou a suas necessidades. Ele perdeu todos os quilos extras e está se sentindo bem consigo mesmo.

No entanto, a má regulação da pulsão oral após a adolescência explica os transtornos do comportamento alimentar, em particular a hiperfagia. Nesses casos, a psicoterapia de orientação psicanalítica é indicada, pois uma simples dieta não será suficiente.

Existem principalmente duas formas de má regulação da pulsão oral que conduzem a um excesso alimentar: uma qualitativa e outra quantitativa.

Na primeira forma, a pulsão oral só é satisfeita pelo consumo de alimentos. Há uma falta de envolvimento da pulsão oral noutros modos de satisfação. Nesse caso, é preciso desenvolver outros modos possíveis de satisfação da pulsão oral, como conhecimento, cultura, música, canto, encontros, trocas etc.

Na forma quantitativa, a pessoa satisfaz sua pulsão oral de maneira diversificada, mas muito intensamente. A pulsão não é limitada adequadamente como um todo. Isso é chamado de personalidade "oral", fixada nessa fase. A terapia consiste em desenvolver todos os mecanismos de controle possíveis (recalque, uso da imaginação, entre outros) e também favorecer a fixação noutras fases (desenvolvimento das pulsões de dominação e genital).

AS CHAMADAS PERSONALIDADES "ORAIS"

Uma pessoa adulta fixada na fase oral na construção de sua personalidade será dominada por suas necessidades, seus desejos e seus comportamentos relacionados a pulsões orais mal controladas. No âmbito amoroso, ela procurará fundir-se com o outro e será muito dependente do ser amado. Outras características são encontradas nessas personalidades: o medo da solidão, a impaciência, o "tudo ou nada" em suas escolhas, o princípio do prazer sobre o princípio da realidade. No contexto do amor, há certa tirania na busca, um investimento massivo que coloca a sexualidade em segundo plano em comparação com a presença e a conexão amorosa, a busca por um grande amor, a importância dada à expressão dos sentimentos amorosos e das demonstrações de amor e, por fim, uma relação distante com o dinheiro (má gestão, gastos excessivos).

Em termos de patologias, a bulimia, a dependência do álcool e do tabaco criam raízes nessa fase.

O caráter exigente e egocêntrico do adulto dominado pela oralidade é por vezes acompanhado por uma forma de sadismo (ecoando o prazer primordial de morder), manifestado na tendência de querer impor imediatamente sua vontade sobre os outros. Por outro lado, quando o recalque das tendências orais é muito intenso, isso se manifesta de forma variada de acordo com as áreas envolvidas: no âmbito amoroso, dificuldade em expressar palavras de amor; no contexto erótico, recusa de qualquer prazer oral, o que pode resultar em aversão a beijos profundos ou a sexo oral; no campo cultural, desconfiança em adquirir novos conhecimentos; no âmbito alimentar, como vimos, comportamentos de restrição que assumem a forma de atenção redobrada para não comer demais, ou ascetismo, ortorexia[*] ou mesmo anorexia. Mas a pulsão oral não é a única envolvida nos transtornos do comportamento alimentar relacionados às emoções. A pulsão de dominação, ou pulsão "anal", também desempenha um papel, embora menos conhecido, mas, ainda assim, muito influente.

A PULSÃO DE DOMINAÇÃO

Essas pulsões de dominação e controle são denominadas por Freud como "anais" porque a fonte física de excitação se estende ao longo do trato digestivo. Essas pulsões, portanto, influenciam a digestão e explicam como muitas de nossas preocupações podem se manifestar por meio de distúrbios digestivos. A estruturação dessas pulsões ocorre aproximadamente aos dois anos de idade. Esse tipo de pulsão leva à conservação dos "objetos", isto é, os alimentos, pensamentos ou sentimentos dentro de si. Ela também incita a expulsá-los depois de terem sido digeridos, ou seja, destruídos ou moldados. Essa é a idade em que a criança integra a fronteira entre o que é parte dela

---

[*] Comportamento que reflete uma obsessão em comer apenas alimentos considerados saudáveis.

(o eu) e o que lhe é estranho, mas também entre o que é dela e o que é dos outros. A noção de propriedade surge nesse período.

Inicialmente, há prazer físico através da estimulação local na retenção ou passagem das fezes. A criança sente prazer em segurar suas fezes ou, ao contrário, em fazê-las na fralda ou no penico. Esse prazer serve de base para o prazer psicológico de possuir, preservar, reter (alimentos, quilos ou emoções), mas também de ofertar. Esse processo se estende às pessoas: assim como a criança assimila o uso do penico com o controle de suas excreções, ela também aprende a exercer controle sobre os outros. Ela está aprendendo a manipulação mental. Esse é o período do "não": a criança se opõe a si mesma e se considera onipotente. Sua agressividade se estrutura nessa fase. A fase anal é quando a agressividade é mais evidente. Fisicamente, expressa-se pela expulsão de objetos destruídos (alimentos digeridos que se tornam fezes), mas também em sua retenção dentro de si para controlá-los ou dominá-los. Assim, além da agressividade externalizada por golpes, palavras e ações hostis, a chamada agressividade "passiva" manifesta-se na contenção, no silêncio hostil, na não intervenção e na indiferença desdenhosa. Essa agressividade, que passa pela "conservação", às vezes resulta no acúmulo de peso.

Essa agressividade pode ser dirigida a todos, isto é, a ninguém em particular, ou a algumas pessoas específicas. É o caso de Maud, que vive com a mãe viúva. Esta última é magra na mesma proporção em que Maud é forte, e ela não para de censurar a filha, de mil e uma maneiras indiretas, pelo excesso de peso. O acompanhamento do caso de Maud revelou que sua retenção de peso se baseava numa profunda hostilidade em relação à mãe. Além disso, quando Maud aprendeu a expressar sua agressividade de outra forma (parcialmente justificada pela atitude materna) e, sobretudo, quando se distanciou da mãe, principalmente ao se mudar, ela aliviou tanto seu peso como sua animosidade contida.

Quando a criança se opõe a tudo e gosta de pronunciar palavrões e fazer outras bobagens, isso é característico da fase anal. Da mesma forma, na adolescência, o retorno das pulsões anais se reflete em comportamentos de oposição persistente e palavras rudes.

Quando o adulto expressa seus sentimentos de frustração, raiva e todas as subcategorias dessas duas emoções primárias, ocorre uma liberação pulsional. Por outro lado, a restrição excessiva pode levar ao acúmulo de gordura.

Na adolescência, se essas pulsões de dominação e controle forem direcionadas ao próprio corpo, podem levar a comportamentos ascéticos que resultam em ortorexia ou anorexia. Esses comportamentos ascéticos são também a expressão do controle das pulsões sexuais. Por outro lado, a liberação das pulsões anais (que originalmente correspondem ao prazer da criança em evacuar fora do penico) leva a um descuido na maneira de se comportar, vestir e comer, sem controle e sem restrições quantitativas ou qualitativas.

A agressividade, nascida da pulsão anal dirigida espontaneamente aos outros, pode se voltar contra si mesma e proporcionar a mesma satisfação. Os pais observam isso quando repreendem a criança e ela, em resposta, bate em si mesma, quebra os próprios brinquedos ou se priva de comer um prato de que gosta. Na adolescência, vemos os jovens se ferirem mais ou menos voluntariamente por culpa, ou mesmo por automutilação. Essa inversão da agressão contra si mesmo, nascida de pulsões anais, se ocorrer de forma muito sistemática e se firmar, pode resultar em comportamentos masoquistas, como "se encher" de comida ou se entregar a comportamentos alimentares desestruturados.

Portanto, vemos que, no contexto alimentar, as pulsões anais podem levar a um controle ou restrição da ingestão alimentar num desejo de controle corporal que vai desde um bom equilíbrio entre consumo e necessidades até comportamentos ascéticos. Mas, inversamente, elas também podem ser a causa do sobrepeso por vários mecanismos: armazenamento de massa gorda através de uma dinâmica de conservação, relaxamento do comportamento alimentar ou reversão da agressividade contra o próprio corpo.

As pulsões que emanam da criança desempenham, portanto, um papel ativo na forma como ela lida emocionalmente com a alimentação. Mas os ambientes familiar e social também desempenham papéis fundamentais na formação dos chamados quilos emocionais, seja em crianças, adolescentes ou adultos.

3

A INFLUÊNCIA DA EDUCAÇÃO E DO AMBIENTE

Quando você foi alimentado por sua mãe, sua babá ou qualquer outra pessoa, você não recebeu somente o alimento. Quanto mais nova é a criança, mais ricas são as trocas emocionais em torno da alimentação. Ela absorve, tanto quanto a comida, as emoções transmitidas pelo adulto. À medida que cresce, ela diferencia melhor os diferentes tipos de contribuição (concretas e abstratas) e funciona cada vez menos como uma "esponja" em relação ao ambiente. No entanto, suas primeiras relações influenciarão a própria representação dos alimentos e seu comportamento alimentar futuro.

"COMA PARA SER ALGUÉM!"

Quando o bebê precisa comer, tem uma queda nos níveis de açúcar no sangue (hipoglicemia) e isso gera uma sensação de desconforto. Seu corpo reage liberando hormônios (catecolaminas) que retiram açúcar dos músculos. Esses também são os hormônios do estresse, que desencadeiam irritação, agitação, choro e gritos. O adulto responsável, solicitado por esses sinais, responde às necessidades e, assim, alivia o corpo da criança oferecendo leite. As regiões do corpo por onde passa esse alimento, fonte de bem-estar, se tornam envolvidas de forma positiva para o bebê. Ao mesmo tempo que se alimenta, ele mentaliza essas experiências e cria representações, como a mamadeira na boca e o rosto sorridente da mãe que o alimenta. Assim, começa a se desenvolver uma relação de cumplicidade, na qual suas necessidades (alimentares) se entrelaçam com os desejos nascidos da interação humana. A função alimentar participa da mediação com o responsável pela alimentação, que parecerá bom ou mau de acordo com sua forma de satisfazer as necessidades.

Vimos também que o recém-nascido, impulsionado por sua pulsão oral, incorpora paralelamente à dieta tudo o que seus cinco sentidos podem lhe fornecer como informação. E tudo o que a criança capta sensorialmente é investido por ela de forma mais ou menos positiva, dependendo da intensidade, da qualidade, do ritmo e da frequência do que ela percebe. Por exemplo, ao beber leite, o bebê discerne, pelo sentido do tato, a maneira mais ou menos agradável de ser carregado nos braços de seu pai ou mãe. A criança também percebe o ritmo em que suas necessidades são atendidas e pode se sentir frustrada se precisar esperar muito tempo ou, de modo inverso, se não tiver tempo suficiente para reclamar, nem de sentir fome antes de ser alimentada.

A relação com os pais que nutrem envolve a concretude dos alimentos aos quais a criança vai se apegar afetivamente, assim como as emoções, as representações mentais, agradáveis ou desagradáveis, os símbolos, isto é, tudo o que define o pensamento e os afetos. Quando o bebê é alimentado pela mãe, por exemplo, engole ao mesmo tempo que o leite as palavras que ela lhe dirige, seu cheiro, o tom de sua voz, sua imagem, seu humor, mas também seus pensamentos que são comunicados de forma não verbal, já que o bebê ainda não decodifica o significado de todas as palavras. Serão desenvolvidos processos de identificação em torno dos alimentos. A incorporação alimentar é o suporte concreto da incorporação psíquica, que é a identificação.

Assim, o bebê alimentado por sua mãe ingere, ao mesmo tempo que a comida, os "pedaços" dela. Ele se transforma um pouco nessa mãe. Porque o bebê se sente unido ao que engole, torna-se um com o que captura. A absorção de um objeto concreto (o alimento) ou de algo abstrato (as palavras da mãe) equivale a ser esse objeto. Isso é chamado de "processo de identificação primária". Identificando-se com a mãe, transformando-se parcialmente nela e pensando que é ela, o bebê inicia a construção de sua personalidade e cruza a primeira etapa da percepção de sua identidade. Ele se vê na figura de sua mãe e usa essa imagem como modelo, identificando-se com a própria imagem – o que Jacques Lacan chama de "estágio do espelho". Para o recém-nascido, o "eu" é o outro com o qual ele se identifica, e a comida serve como suporte concreto para essa identificação.

O ALIMENTO TRANSPORTA AS EMOÇÕES DOS PAIS

Quando um dos pais alimenta seu recém-nascido, ele transmite parcialmente seus próprios sentimentos à criança. Assim, quando a pessoa que nutre está sistematicamente angustiada ao alimentar a criança, por motivos relacionados ou não a sua função educativa, ela perceberá essa angústia e a associará à ingestão de alimentos. Acrescenta-se às emoções dos pais a forma como eles alimentam seu filho. Tomemos o exemplo de prescrições alimentares muito rígidas, quando a pessoa que alimenta, a mãe, por exemplo, dá comida apenas em horários fixos e em quantidades previamente definidas, sem nunca levar em conta as necessidades específicas da criança e sem obter prazer pessoal dessa alimentação. Quando essa forma de alimentar é adotada sem levar em conta as preferências individuais da criança, o resultado pode ser a criação de um adulto que também terá uma relação desprovida de prazer ou desprazer real com a comida, independentemente da quantidade ingerida. Por outro lado, algumas pessoas vão sistematicamente dar comida ao bebê sempre que ele chorar, sem buscar definir se ele está chorando de cansaço, desconforto físico, falta de comunicação ou tédio. As consequências serão a incapacidade do indivíduo, quando adulto, de diferenciar suas diferentes emoções negativas e a tendência de recorrer à alimentação como um mecanismo sistemático de alívio em caso de mal-estar.

A ingestão de alimentos na infância também pode ser muito restritiva. Abandonando a dimensão do prazer, a criança associa, por vezes de forma excessiva, a noção de obrigação às refeições. As imposições repetidas, ilustradas por instruções dos pais como "Termine seu prato", "Sem desperdício", "Não tem sobremesa se não comer tudo", têm impactos diferentes em cada criança, em particular a ideia de que devemos comer o que nos é oferecido, quer estejamos ou não com fome ou com vontade. Quando adulto, o risco é manter uma relação puramente regulamentar com os alimentos, sem poder comer de acordo com seus desejos e necessidades.

A EDUCAÇÃO DO PALADAR

Aos quatro sabores que percebemos com a língua, o doce, o salgado, o amargo e o azedo, soma-se o cheiro capturado ao entrar na boca e também na garganta após a mastigação. Esse conjunto determina o paladar. Existem desigualdades, provavelmente genéticas, de um indivíduo para outro na competência para saborear os gostos, e os bebês parecem, desde muito cedo, serem seletivos em relação a seus gostos alimentares. Muitas vezes, são essas crianças que vão expressar facilmente suas emoções e que serão muito sensíveis. Por outro lado, outros bebês parecem ser pouco seletivos e não se fazem de "difíceis" enquanto estão com fome.

O sabor também decorre do estado emocional do indivíduo. Isso é verdade tanto para crianças como para adultos: quando estamos de bom humor, estamos dispostos a apreciar tudo, ou, ao contrário, quando estamos mal-humorados, achamos que a vida está tão sem graça quanto a comida que comemos. As áreas sensoriais do cérebro que regulam os sentidos estão relacionadas às áreas que regulam as emoções (área do tálamo) e a memória (que faz com que tal gosto nos remeta ao passado, como fez o bolinho *madeleine* de Proust no livro *Em busca do tempo perdido*).

Mas, é claro, o paladar e os outros sentidos, como olfato, audição, tato e visão, são desenvolvidos ao longo do tempo e podem ser educados. Ainda assim, é necessário que o entorno da criança tenha uma cultura da experimentação. Recomenda-se permitir que a criança experimente diferentes sabores desde cedo, porque, quanto mais jovem, maiores são suas capacidades de discriminação. Assim ela poderá analisar com precisão o que comerá no futuro. Quanto mais refinado for o conhecimento dos gostos, mais sutil será seu prazer de comer, mais a criança será capaz de escolher o que quer comer e menos comerá qualquer coisa simplesmente pelo prazer de saciar a fome ou aumentar os níveis de açúcar no sangue. A qualidade gustativa prevalecerá sobre a quantidade. Nesse sentido, é provável que a amamentação materna seja mais rica desse ponto de vista do que a amamentação artificial. Enquanto o leite artificial tem sempre o mesmo sabor e a mesma composição, o sabor do leite materno varia durante a amamentação (sua composição muda entre o início e o fim da mamada), mas também de uma amamentação para outra, dependendo da dieta e do estado geral da mãe.

O paladar e o prazer de comer também dependem muito do contexto. No decorrer do desenvolvimento, todos os sentidos interagem. A criança e o adulto desfrutam de uma refeição levando em consideração o aspecto visual da comida, sua consistência aparente (as crianças não hesitam em pegá-la com as mãos para fazer seu julgamento), e até mesmo o som que ela produz ao ser mastigada. O ambiente também é importante: a apresentação do prato, o meio (casa, restaurante, local de férias), a pessoa que preparou a refeição (a mãe, uma cozinheira simpática, a insuportável da tia Ágata...).

Por fim, o paladar é também uma questão de imaginação e de representação simbólica que temos de cada alimento.

A CRIANÇA TAMBÉM DEVORA SÍMBOLOS

Os alimentos não são neutros para os seres humanos. Cada um deles tem uma carga simbólica, ou seja, um significado oculto que vai além de sua definição científica (nome, peso, tamanho, cor, quantidade de calorias). Existem símbolos comuns a uma cultura, religião, época, família e um indivíduo, em função de sua história pessoal e do lugar que esse alimento ocupou dentro dela.

Assim, no Ocidente, a barata seria repugnante de comer, enquanto, na Ásia, elas são valorizadas como alimento. Comer gafanhotos é comum na África, mas foi impensável durante séculos no Ocidente. Comer carne de cão é ilegal na França, mas popular na China. Os ingleses se chocam com o fato de os franceses comerem coelhos e rãs. Os hindus não comem carne de vaca, os judeus e os muçulmanos não comem carne de porco. Hoje, essas regras alimentares ditadas pela religião são substituídas ou associadas a regras dietéticas. Para nossos avós, a carne vermelha tem a reputação de nos tornar fortes e vigorosos, assim como o espinafre (desde Popeye); o leite, de purificar o organismo e acalmar; a sopa, de fazer crescer; as cenouras, de nos tornar gentis; os miolos, de nos deixar inteligentes; os pêssegos, de deixar nossa pele bonita...

Na sociedade ocidental, o doce é apresentado de forma natural às crianças como recompensa. Não apenas através de pães e doces que oferecemos para "agradar", mas também com o bolo de aniversário ou da escolha da sobremesa no fim da refeição, mantendo "o melhor para o final", assim como através da ameaça de tirar a sobremesa se a criança não terminar seus pratos salgados. Tudo isso contribui para integrar mentalmente o doce como recompensa que nos concederemos mais tarde, quando procurarmos conforto.

As expressões linguísticas relacionadas à comida, específicas de cada língua, são outra ilustração da natureza simbólica da comida: "Ele comeu um boi inteiro", "comer alguém com farinha", "comer na mão de alguém", "enfiar o pé na jaca", "viajar na maionese", "de grão em grão, a galinha enche o papo". A cultura em que a criança cresce também atribui significados particulares ao que ela come.

A comida, portanto, carrega as emoções dos pais, bem como os símbolos culturais do ambiente em que a criança se desenvolve. No entanto, cada criança atribui o próprio simbolismo a cada alimento que experimenta. Ao consumir um alimento, a criança engole também sua aparência, cheiro, cor e consistência (dura, mole, crocante) que variam de acordo com a forma como a comida é feita. Para cada uma dessas características existe uma associação emocional possível (por exemplo, cada cor tem um significado simbólico comum, mas também específico para cada um de nós). É por isso que é normal que a criança à mesa reaja fisicamente, ficando relutante, eufórica, agitada ou resmungona. Colocar algo dentro do corpo não é algo trivial, ainda mais quando esse algo não é emocional e simbolicamente neutro.

Quando, por exemplo, a criança engole um rabanete, ela tem a sensação de que o transformará num pedaço de si mesma. Mas ela também pode ter medo de se transformar num rabanete, o que explica sua relutância em comê-lo, e por que prefere que esse rabanete seja esmagado ou cortado em rodelas.

É porque os alimentos, os sentidos e as emoções têm uma relação simbólica com o fato de que a culinária é uma arte.

Quando a televisão sacia a criança...

A criança come à medida que descobre o mundo, à medida que aprende, construindo a própria experiência. É normal que ela seja ativa em sua descoberta dos alimentos, degustando, tateando, selecionando. Seria mais preocupante se fosse totalmente passiva em relação à alimentação, engolindo tudo indiscriminadamente sem questionar.

Mas isso é o que acontece quando acostumamos a criança desde muito jovem a comer em frente à televisão. Pois, capturada pelas imagens na tela, a criança presta menos atenção ao que está ingerindo. O encontro com os alimentos é perturbado. Estes últimos são, no máximo, uma massa calórica que satisfaz uma necessidade que não envolve desejo. Não sendo mais metabolizados mentalmente, eles se contentam em ser portadores neutros das imagens que passam na televisão. No entanto, essas imagens têm um impacto emocional na criança, e são essas emoções que ela absorve. Emoções que não são as dos pais, nem emoções elaboradas a partir do que a criança imagina quando engole este ou aquele alimento, mas emoções provocadas pela imaginação do autor do programa de televisão. É, portanto, através desse imaginário pré-fabricado que a criança vai mapear seu corpo afetivamente. As telas, seja para crianças, adolescentes ou adultos, não "descarregam" emoções. Elas as captam e absorvem, mas não permitem que se expressem. Elas são ingeridas como estão ou multiplicadas em intensidade, mas sem serem metabolizadas.

A influência dos pais e do ambiente (familiar ou cultural) é, portanto, grande na experiência emocional da alimentação das crianças e em suas variações de peso emocional. Assim, no cuidado de crianças com excesso de peso, os resultados são melhores quando incluem os pais. Alguns estudos apontam, inclusive, que o tratamento dos pais pode se revelar mais eficaz do que tratar apenas os filhos.

Mas, se os primeiros anos de vida são fundamentais para explicar a origem dos quilos emocionais dos adultos, a adolescência também é um período-chave na experiência emocional da alimentação.

A OBESIDADE NA CRIANÇA E NO ADOLESCENTE

Na adolescência, cerca de 16% dos meninos e 19% das meninas estão com sobrepeso. Sentir-se mal com o próprio corpo e ser ridicularizado pelos colegas são as principais queixas dos adolescentes com excesso de peso. Os rapazes queixam-se mais das provocações do que as meninas. Em terceiro lugar, estão as dificuldades relacionadas às atividades esportivas, que estão vinculadas à obesidade acentuada.

É por volta dos cinco anos que a criança começa a expressar seu desconforto com o sobrepeso. A partir dessa idade, uma criança com sobrepeso é considerada pelas outras como suja, burra, preguiçosa e pouco atraente – e tende a ter menos amigos do que a média. As crianças de hoje têm uma imagem mais negativa das crianças obesas do que há quarenta anos – quando, no entanto, o sobrepeso já era apontado. Isso é facilmente compreendido quando sabemos como as crianças são sensíveis à moda, ao espírito da época, que atualmente faz da magreza um ideal. E o aumento do número de crianças obesas ou com sobrepeso não diminui a intensidade desse estigma. A partir do momento que entram na escola primária, as crianças com sobrepeso têm autoestima inferior à de uma criança com peso saudável, em especial no que diz respeito à aparência física e ao nível de atratividade. Quanto mais acima do peso elas estão, menos as meninas se consideram bonitas e, o que é mais surpreendente, menos inteligentes também.

Nas meninas, assim como nas adolescentes e nas mulheres adultas, a obesidade está associada a níveis mais elevados de ansiedade. Crianças e adolescentes obesos têm mais problemas de saúde mental do que a população em geral.

No entanto, felizmente, trata-se apenas de uma minoria. Há, sem dúvida, subcategorias dentro dessa população heterogênea de crianças com sobrepeso e, em algumas, os fatores emocionais estão mais presentes do que noutras. Assim, um estudo anglo-saxão aponta que há, nessas crianças, um número estatisticamente superior ao normal de Transtorno do Déficit de Atenção com Hiperatividade (TDAH). Mesmo que não apresentem transtornos diagnosticáveis, essas crianças podem experimentar um verdadeiro sofrimento psíquico, mesmo que apenas por causa das provocações.

O período crítico em relação a isso se estende da fase pré-puberal até o final da adolescência. Confrontado desde o ensino fundamental com a zombaria que primeiro o surpreende, dada a benevolência familiar, o adolescente obeso desenvolverá mecanismos de proteção. Nathan: "Eu me acostumei com isso. Às vezes conto aos inspetores, mas não adianta muito". Porque a tolerância social em relação a esse tipo de agressão, quando comparada a outras, é muito alta, e ser chamado de "baleia" muitas vezes não é levado a sério.

Estudos mostram que adolescentes com sobrepeso há muitos anos estudam por menos tempo, são menos propensos a se casar e têm, em média, uma renda familiar mais baixa. Os estudos não relatam a existência de fatores emocionais na origem dessas dificuldades sociais, mas essas consequências são, por si só, fontes de emoções negativas.

Por fim, a estigmatização e a importância que os adolescentes atribuem à aparência física levam esses jovens a uma falta de autoestima ou mesmo a um comportamento depressivo. Estudos relatam duas a três vezes mais ideações suicidas na população de adolescentes obesos do que a média para a faixa etária. O risco de desenvolver transtornos alimentares também se agrava.

O PESO DOS PAIS

A fim de intervir no sobrepeso de seus filhos, os pais aplicam frequentemente suas próprias restrições alimentares de forma inadequada, o que acaba por gerar uma desconexão entre a ingestão de alimentos e os sinais de fome e saciedade. Por outro lado, o medo de ganhar peso, que surge ainda na infância, leva a criança ou o adolescente a adotar espontaneamente comportamentos restritivos prejudiciais por conta própria, independentemente do envolvimento dos pais. Isso está na origem dos "ataques de fome", esse transtorno comportamental que é bem descrito por especialistas em comportamentos alimentares em adultos que fazem dieta, e que também fazem com que os jovens se sintam impotentes e envergonhados. A repetição desses ataques afeta cronicamente a autoestima e gera transtornos de humor a longo prazo.

Se a criança com sobrepeso geralmente se beneficia da benevolência dos pais, por outro lado, na adolescência, vemos atitudes estigmatizantes. Assim, as meninas com sobrepeso podem receber uma mesada proporcionalmente menor do que as outras.

Aos dezesseis anos, as meninas são fisiologicamente mais cheias e se afinam progressivamente até os vinte anos. Mas é um período difícil para elas administrarem e, às vezes, para os pais também. O sobrepeso real (de acordo com as tabelas de peso) ou o subjetivo desempenham um papel fundamental nas relações entre pais e filhos na adolescência. Na maioria das vezes, isso é um fator de conflito ou de dependência. Alguns pais, do mesmo sexo ou não, acompanham a filha em suas queixas. O assunto pode, então, ser colocado no centro das trocas e vir a regular a vida familiar: as refeições e os locais de férias são escolhidos de acordo com esse imperativo. A dieta muitas vezes se torna fonte de conflito quando um dos pais decide cuidar dela, em especial quando entre suas motivações existe, inconscientemente, o desejo de manter o controle sobre a filha no processo de emancipação. Ou quando desperta rivalidade entre mãe e filha em torno da silhueta, numa idade em que a competição edipiana ressurge.

Se as mães fazem dieta, tendem a querer aplicar à filha os mesmos métodos que usam para si mesmas. No entanto, o que funciona para uma nem sempre funciona para a outra, pois cada dieta deve ser personalizada. Ademais, as adolescentes oscilam entre o desejo de imitar a mãe e o desejo de recusar essa dominação. A atitude dos pais influencia o comportamento alimentar e o peso dos filhos, e também o oposto, as variações de peso influenciam os comportamentos parentais.

As causas do sobrepeso no adolescente

As causas do sobrepeso nos adolescentes de hoje são diversas e, para alguns, semelhantes às dos adultos:

- Fatores genéticos, como em qualquer idade.
- Hábitos alimentares: frequentar restaurantes de fast-food, fazer refeições menos disciplinadas, às vezes sozinhos no quarto ou fora do horário familiar. O que é facilmente acompanhado por um desequilíbrio nutricional.
- Falhas na educação alimentar, como oferta excessiva de alimentos pelos pais, incentivo sistemático do entorno para comer e padrões parentais problemáticos (por exemplo, crianças com sobrepeso comem mais rápido do que a média, assim como seus pais).
- Atividades físicas insuficientes.
- Anarquia emocional, habitual nesse período da vida, que favorece as compulsões alimentares desordenadas.
- Finalmente, a presença de traumas, como agressões sexuais, que são encontrados com mais frequência nessa população, de acordo com alguns estudos.

As causas ou os fatores favoráveis, psicológicos ou emocionais, identificados de várias formas pelos estudos são: baixa autoestima, imagem corporal negativa, transtornos afetivos, ansiedade, estados depressivos ou transtornos do comportamento social.

Os conflitos em torno do corpo também são fatores que causam o armazenamento de gordura, seja devido à raiva reprimida, à agressividade contra si mesmo para poupar os pais ou ao desejo inconsciente de manter um estado de dependência dos pais. O ganho de peso como uma barreira para se proteger do desejo sexual dos homens (familiares ou desconhecidos) é um fator importante na adolescência, quando ocorre a conscientização dos desejos masculinos e o despertar dos próprios desejos.

No entanto, vale ressaltar que as consequências também são causas: assim, o desprezo por si mesmo, devido ao próprio olhar ou às chacotas das pessoas ao redor, pode levar ao isolamento e à autopreservação com o objetivo de se proteger com as gorduras que envolvem o corpo.

Deve-se notar também que a adolescência é um período favorável ao estabelecimento de dependência alimentar, que pode persistir até a idade adulta. Porque depender dos alimentos é um método inconsciente para não depender mais de nada nem de ninguém.

A CRIANÇA IMAGINÁRIA

Ser gordo, carnudo, encorpado, forte, pesado, maciço ou opulento pode conferir a uma pessoa uma posição singular dentro de seu ambiente. Mas, acima de tudo, isso dá uma identidade que nos representa dentro da família. Esse rótulo pode ter sido colado em nós muito cedo, desde nossa infância, se o excesso de peso for antigo. Nosso jeito de ser faz com que sejamos rotulados de certa forma por nosso entorno. Mas também nos tornamos o que nosso entorno determina que sejamos. O que a criança se torna é resultado de sua educação, é claro, mas, de maneira mais ampla, é a síntese de múltiplos desejos, os das pessoas que são importantes para ela e, sobretudo, os dos pais.

A influência dos pais em nossa evolução não espera pelo nascimento. Durante a gravidez, a futura mãe imagina a criança que o feto se tornará, baseada em suas convicções íntimas e seus desejos inconscientes, que às vezes remontam à própria infância, à época em que, menina, ela brincava de ser mãe de uma criança, e por que não com seu próprio pai como o pai de seu filho, enquanto brincava de boneca. As meninas e os meninos que brincam de ser pai ou mãe usam um pouco seus próprios pais como modelos. Às vezes, eles conseguem descrever seus filhos imaginários com incrível precisão.

Quando pergunto a Elodie, de quatro anos, sobre o bebê com o qual está brincando durante a consulta, ela o apresenta em detalhes: "O nome dele é Eliot, ele é muito gordo porque gosta muito de chocolate e só faz besteira". Soube mais tarde que ela tem um primo um pouco mais velho chamado Eliot, por quem ela tem uma queda. Além disso, esse primo querido é comilão e gorducho como seu bebê Eliot: tal pai imaginado, tal filho imaginário...

Mas a criança imaginária nem sempre tem um papel positivo. Se durante o período sensível de formação dessa criança imaginária, ou seja, entre os três e os sete anos de idade, uma menina vive transtornos educativos e afetivos, a futura mãe que ela se tornará pode carregar seu filho imaginário com elementos negativos. "Esse foi, sem dúvida, o caso da minha mãe", me diz Maia. "Quando criança, sofreu maus-tratos por parte do tio e da tia que a criaram. Ela acabou engravidando de mim sem querer, de um homem que não quis ficar com ela. Ela não se amava o suficiente para imaginar que poderia dar à luz alguém bom. Eu ainda nem tinha nascido e ela já sentia que não haveria uma conexão significativa entre nós. Quando eu era pequena e minha mãe falava de mim, ela me chamava de 'bolinha'. Isso que eu fui para ela, uma bolinha que ela tinha na barriga e que tiraram de dentro dela. Felizmente, encontrei em minha avó paterna o amor que minha mãe não pôde me dar, mas durante muito tempo me vi como uma massa disforme, às vezes uma excrescência, um verme, uma bola ou um fardo. Além disso, nos meus desenhos de infância, eu me desenhava como uma justaposição de esferas: cabeça redonda, corpo redondo e membros redondos. Só mais tarde, quando comecei a me ver com um novo olhar, é que aos poucos me desapeguei da imagem que minha mãe tinha de mim, quando ela mesma começou a me ver de maneira diferente, quando outras pessoas me ajudaram a me enxergar como um ser humano. Especialmente no início da idade adulta, foi nesse momento que perdi fisicamente minhas formas desordenadas para realmente ter uma forma".

A essa criança imaginária que dorme dentro de nós desde a infância, une-se a criança imaginada, aquela que a mulher grávida representa para si mesma de forma consciente, com base no sentimento específico de sua gravidez, dependendo se ela se sente mais ou menos bem fisicamente, se o feto parece calmo ou agitado, da data prevista para o nascimento e até mesmo do futuro signo zodiacal da criança, por exemplo. "Eu me sinto enorme", diz Estela, que, no entanto, está dentro dos padrões de peso de uma mulher grávida de três meses. "Tenho certeza de que será um bebê grande. Aliás, seu irmão e seus tios são todos enormes", acrescenta.

Laços que atravessam gerações

Pode-se querer encontrar em seu filho, de forma consciente, aspectos de um de seus pais ou avós, mas também pode-se desejar isso de forma não consciente. De fato, às vezes desejamos encontrar defeitos (os julgados como tais hoje) de um parente que nos marcou quando éramos crianças. Precisamos encontrá-los, nem que seja para tentar compreendê-los e assimilá-los.

Por exemplo, o filho de Samira é muito agressivo, assim como o pai dela costumava ser com ela. Na verdade, seu filho está se submetendo ao desejo inconsciente de Samira de encontrar aquilo que, no pai, a fazia sofrer. Com que objetivo? Talvez inconscientemente para poder perdoar o pai ("Se pai e filho são violentos comigo, é porque isso, de fato, vem de mim", ela poderia dizer a si mesma), porque é sempre psicologicamente doloroso sentir raiva do pai. Ou talvez seja como se ela quisesse tentar entender a maneira de ser de seu pai para controlar a situação, revivendo o passado através de seu filho. Assim, o desejo inconsciente de encontrar certos traços de nossos pais está associado ao medo consciente de confrontá-los. Samira formulou desde cedo o medo de que seu filho fosse como o pai dela. E, por tradição, ela deu a ele o mesmo nome de seu pai, como nome do meio.

Além das influências parentais, também há influências familiares. A criança, antes e depois de seu nascimento, encontra-se no cruzamento dos desejos conscientes e inconscientes de outros membros da família, que individualmente surtirão mais ou menos impacto sobre ela.

Há também influências transgeracionais. Essa noção, muito em voga hoje sob o termo "psicogenealogia", não é recente. A psicanalista Françoise Dolto usou-a extensivamente em sua prática, mas foram especialmente os psicoterapeutas familiares ou sistêmicos que a teorizaram. As influências transgeracionais, por exemplo, fazem com que encontremos numa criança traços de caráter, de comportamento, de dificuldades psicológicas ou relacionais e modos de ser que têm sua origem e explicação na história de um ancestral, mesmo que distante, sem que haja transmissão genética que o explique.

Pierre era o único "cheinho" numa família de pessoas magras. Embora protegido por sua mãe, ele foi alvo de ridicularização de seus irmãos e primos. Durante toda sua vida, os mais velhos fizeram comentários depreciativos sobre sua suposta falta de força de vontade. Ele desenvolveu um profundo desprezo por si mesmo e colocou no peso a responsabilidade por seu sucesso profissional medíocre em comparação com as profissões de seus familiares. Felizmente, conheceu uma jovem que se interessava pela psicogenealogia e decidiu estudar sua árvore genealógica junto com ele. Ele, então, descobriu que, em cada geração por parte de seu pai, o filho mais velho ocupava o papel de bode expiatório e era excluído da família por várias razões. Começando pelo tio paterno, que tinha eczema em todo o corpo. As pessoas ao redor, enojadas com sua aparência (embora o eczema não seja contagioso), mantinham distância e ele precisava fazer tratamentos termais com frequência.

Numa geração acima, o irmão da avó de Pierre foi banido da família por comportamentos delinquentes que começaram muito cedo, pois, ainda criança, ele foi enviado para um reformatório. O pai desse homem, chamado Pierre-Marie, também era muito malvisto, sendo deixado com uma babá enquanto seus irmãos e irmãs eram criados na residência da família e depois colocado num internato para fazer a escola primária, enquanto os outros tinham um tutor em casa. Com dificuldade, Pierre descobriu (especialmente a partir de cartas encontradas) que havia dúvidas sobre as origens de seu ancestral Pierre-Marie, cujo pai nunca teve certeza de ser o pai biológico (como muitos homens em tempos de guerra). Foi por meio dessa cascata de repetições que Pierre compreendeu o papel de bode expiatório do filho mais velho e o papel que ele teve que desempenhar, contra sua vontade, dentro de sua família. Essa descoberta sobre si mesmo, feito graças à namorada, transformou-o mental e fisicamente. Ele perdeu peso e ganhou tanta autoconfiança que se tornou um membro essencial de sua família.

Obrigada a ser gorda

Hoje existe a ditadura da magreza. Em 2007, essa situação levou alguns políticos a legislar para condenar aqueles que incitassem restrições alimentares excessivas. Razões médicas, estéticas ou mesmo o desejo de bem-estar convidam a perder peso, mas muitas pessoas com excesso de peso são proibidas de emagrecer. Não é vontade consciente da parte delas, nem recomendação (de um médico, por exemplo): essa proibição foi integrada na parte inconsciente de seu cérebro, muitas vezes já na primeira infância. Ela se originou a partir de falsas crenças, de pensamentos fantasiosos, de construções imaginárias ou de fantasias. Por exemplo, pode ter ocorrido, na infância, uma submissão a desejos manifestados, conscientemente ou não, pelas pessoas ao seu redor, que a teriam forçado a ficar acima do peso ou a engordar.

Na maioria das vezes, trata-se de instruções indiretas e não verbais transmitidas à criança. Formata-se uma criança por meio de solicitações explícitas, mas também implícitas. Por exemplo, servindo-a sistematicamente durante as refeições, insistindo de forma excessiva para que ela coma, preocupando-se com sua saúde ("Tem certeza de que comeu esta manhã? Você está muito pálida.") ou ao associá-la a pessoas com corpos arredondados ("Você se parece com meu pai!" repetirá uma mulher a seu filho, cujo pai era um apreciador da vida). Transmitimos nossos desejos a nossos filhos de maneira consciente ou inconsciente.

Não devemos interpretar essas situações como um desejo de causar danos. Querer encontrar o pai no filho não tem, em princípio, nada de prejudicial. Temer que seu filho não tenha forças por não se alimentar o suficiente também não. Podemos amar nosso filho e temer que ele se afaste de nós; querer inconscientemente manter um elo de dependência através da alimentação é, então, um compromisso que nos permite apoiar sua independência noutras áreas.

Sem mencionar que esses desejos parentais também podem ter sido mal interpretados pela criança e traduzidos por ela como necessidade de armazenar quilos, quando se tratava de outra coisa. Por exemplo, um pai que via sua irmã amada na filha pensava mais em seu temperamento, enquanto a filha, que tinha assimilado a instrução de se parecer com a tia, via nela apenas um físico parcialmente acima do peso.

Por parte da criança, expressar desejos familiares é uma forma de lealdade transgeracional. Há lealdades que nos ajudam a viver e outras que nos aprisionam. Essas questões, que os indivíduos escondem no fundo de sua história pessoal, explicariam parcial ou totalmente sua dificuldade em perder peso, apesar de uma dieta razoável e de uma vontade incontestável.

Alguns casos

Aqui estão algumas situações em que as pessoas internalizaram durante seu desenvolvimento uma forma de proibição de serem magras. Talvez você se reconheça nelas. Se não for o caso, pense numa possível proibição que você possa ter internalizado.

Isabelle percebeu que vem de uma família em que os homens têm um peso padrão, mas as mulheres têm sobrepeso. Todas? Não: uma delas, sua prima Elisa, é particularmente magra. Mas Isabelle não a vê. Elisa deixou o país e agora vive do outro lado do Atlântico. Ela é descrita pelos mais velhos como o "patinho feio" da família, alguém que sempre fez o que quis. Isabelle entende que essa prima é a rebelde inconsciente de uma ordem familiar que imporia, de forma implícita, entre outros imperativos, que as mulheres fossem curvilíneas. Existem regras tácitas em todas as famílias, entre as quais estão as formas como os homens e as mulheres devem se comportar ou parecer. Da mesma forma que as crenças religiosas ou as opiniões políticas, mas, nesse caso, implícita e inconscientemente. Na família de Isabelle, a feminilidade só é aceita quando associada às curvas do corpo.

Camille percebeu que sua proibição de ser magra era simplesmente baseada na história de seu irmão, que foi vítima da Aids e morreu após quatro anos de sofrimento. Essa experiência foi terrível para Camille, que viu seu amado irmão mais velho voltar a viver com seus pais e passar o tempo todo acamado, magro (aquele que antes era uma força da natureza) e debilitado pela doença, tratamentos e provavelmente também pela depressão. Para Camille, estar gorda significava estar saudável. A magreza estava associada à doença, tristeza e morte.

Para Marion, ficar magra seria fazer sombra à mãe. Ela se orgulhava de parecer tão jovem quanto sua filha e, sobretudo, ser muito mais magra. Ela sempre amou a filha, mas esta não deveria se desviar de sua posição de coadjuvante.

Para Katline, era proibido passar despercebida. Sua mãe, que a criou sozinha, sofria da doença de Kretschmer, uma forma específica de depressão caracterizada por retraimento, inibição, timidez excessiva, perfeccionismo e pela sensação de que os outros são zombeteiros, desdenhosos e hostis. São pessoas "transparentes", que não percebemos e que sofrem em silêncio. Katline teve que se tornar a defensora de sua mãe, seu ideal e seu oposto. A mãe de Katline viveu amargamente como uma pessoa inútil, desprezada e até invisível (e que delirantemente se convenceu de que estava no centro de todas as censuras como uma forma inconsciente de se dar importância). Por outro lado, ela queria que a filha fosse notada, que tivesse presença e peso, para equilibrar essa dinâmica familiar. A psique de Katline tomou essa mensagem ao pé da letra. Ela tornou-se uma pessoa exuberante, que aos olhos dos outros parece segura de si mesma e que também é fisicamente perceptível devido a sua corpulência.

Recordo que essas proibições são geralmente implícitas, ao contrário das advertências que impõem, por exemplo, que uma criança não seja uma aluna ruim. É o próprio indivíduo que as integra com base naquilo que percebe como expectativas fundamentais de seus pais ou das pessoas que têm autoridade sobre ele, crenças – sejam verdadeiras ou falsas – às quais adere, ou ameaças que imagina pesar sobre si mesmo caso se afaste dessa regra internalizada.

Não é fácil detectar esse tipo de proibição, uma vez que ela está enraizada profundamente. E é mais difícil ainda se livrar dela. Nesse sentido, a ajuda de um especialista, como um psiquiatra ou psicólogo, é muito valiosa. É um verdadeiro trabalho com a história pessoal que se impõe, mas que não é necessariamente muito extenso. Trata-se de analisar os diferentes comportamentos que refletem a submissão à proibição, as tentativas de rebelião, as atitudes daqueles que nos cercam e nos apoiam, ou tentam nos impor essa proibição.

Em seguida, é preciso fazer um trabalho de imaginação para avaliar o que teria acontecido e o que poderia nos acontecer se deixássemos de nos submeter a essa proibição.

Ignorar esses mecanismos que condicionam nosso modo de ser é como ignorar as cartas que temos em nosso baralho. Conhecê-los não nos garante a vitória, mas deixa o destino num único papel: o de embaralhar as cartas.

4

COMER PARA NÃO SER DEPENDENTE

A noção de dependência faz parte da condição humana. Os bebês humanos estão entre os mais dependentes de todas as espécies animais. A duração da dependência dos pequenos seres humanos em relação a seus progenitores é, além disso, consequência da superioridade de seu desenvolvimento entre os mamíferos. É porque o cérebro humano continua se desenvolvendo após o nascimento que ocorre um número considerável de novas aquisições, e não se baseia apenas em instintos inatos. O estado de dependência dos outros, e em particular dos pais, tornado indispensável pela falta de autonomia da criança, é o contexto que permite essas aquisições.

Esse elo de dependência dos pais se desfaz quando já não é tão necessário. Em seguida, ele se transfere para outros, como amigos ou entes queridos, por um período mais longo ou mais curto. No entanto, os pais também podem depender dos filhos. Alguns, de fato, acham muito difícil viver sem eles e se sentem desolados quando eles saem de casa.

Mirelle, 65 anos: "Dediquei minha vida aos seis filhos que criei. Quando o último saiu de casa, eu me senti inútil. Eles vinham me visitar, é claro, mas eu sentia falta deles no resto do tempo. Evitava telefonar para não os incomodar. Meu marido e eu aproveitávamos nosso tempo livre para passear ou viajar, mas nunca era o suficiente para preencher esse vazio. Foi depois da partida do último filho que comecei a comer mais do que precisava. Nunca tive falta de apetite, mas normalmente não comia entre as refeições. Eu, que só pensava nas refeições para saber o que preparar para as crianças, já não me reconhecia, pois estava obcecada por comida. Meus pensamentos eram como armazéns de alimentos".

Depender dos alimentos para parar de sofrer

Os seres humanos também podem se viciar em substâncias com um forte poder de dependência, como tabaco, álcool, maconha, café ou em atividades como esportes ou trabalho. A dependência alimentar faz parte desse conjunto de vícios e não é rara. Assim como o álcool e o tabaco, os alimentos são facilmente acessíveis. Eles rapidamente produzem bem-estar e seu consumo pode ser quantificado, o que dá uma ilusão de controle.

No entanto, existe outra forma de dependência que não é quantificável. É a dependência emocional das pessoas, em especial no contexto das relações amorosas, que tem sua origem, como vimos, nos primeiros laços afetivos. Essa natureza incontrolável das dependências entre seres humanos pode ser assustadora. O outro pode nos fazer sofrer por não estarmos tão presentes como gostaríamos. O medo de ser manipulado é uma preocupação comum. Por outro lado, um produto, ao contrário das pessoas e dos sentimentos, está sempre disponível e o controlamos mais facilmente. É por isso que muitos preferem depender da comida em vez de depender das pessoas, especialmente depois de sofrer uma separação, seja na infância ou na idade adulta.

Provavelmente, existem fatores genéticos que tornam um indivíduo mais ou menos propenso à dependência, seja em relação a alimentos ou outros produtos. Mas os fatores de desenvolvimento psicológico entram frequentemente em jogo. Por exemplo, o fato de ter crescido num clima de insegurança emocional, com uma mãe cuja presença e ausência não eram previsíveis pela criança. Ou ainda ter crescido com uma mãe que não suportava a separação do filho e que, de fato, não lhe permitia criar uma capacidade de suportar a frustração da ausência pode favorecer comportamentos de dependência na adolescência, quando ocorre o distanciamento dos pais (devido à ameaça incestuosa em particular).

Sarah relata sua experiência: "Comecei a engordar quando era adolescente. Tornei-me viciada em alimentos, especialmente doces. Sempre tinha um comigo. Tinha medo de ficar sem. Estocava comida no meu quarto, como se estivesse em risco de escassez. Quando dormia na casa de amigas, tinha medo de ficar com fome e sempre levava biscoitos, por precaução. Eu também armazenava comida em meu corpo, comendo além da minha fome, como se fosse ficar sem alimento mais tarde e tivesse que fazer reservas. Em cada refeição, comia como se no dia seguinte fosse enfrentar a miséria...".

A toxicomania alimentar

Se podemos falar de toxicomania alimentar, é porque sabemos hoje que a comida é realmente viciante. Existem toxicômanos de alimentos, assim como existem de outras substâncias. Além disso, os hormônios que regulam o apetite também estão envolvidos nos circuitos neurais relacionados à dependência de substâncias tóxicas. Assim, a grelina, um hormônio que abre o apetite e é liberado pelo estômago, atua nas áreas do cérebro envolvidas na dependência (como comprovado por técnicas de imagem cerebral). Nos obesos, haveria, como em usuários de drogas ou pessoas dependentes de álcool, menos receptores de dopamina, o que traduziria, se não explicaria, a menor aptidão para o prazer. Quando a ingestão de alimentos induz a liberação de dopamina como sinal de prazer, em caso de deficiência nesse sistema, é necessário aumentar a ingestão para estimular intensamente os circuitos cerebrais do bem-estar. Mas também é possível que seja a obesidade em si que cause uma diminuição no número desses receptores.

Um possível começo já na infância

A dependência alimentar pode ter início na primeira infância e evoluir nas ansiedades de separação específicas dessa idade. Os alimentos, então, assumem o lugar de representantes dos pais que alimentam. De fato, nos primeiros anos de desenvolvimento, a criança adquire independência em diferentes áreas: autonomia motora, de linguagem, de pensamento... Mas cada etapa dessa emancipação pode gerar preocupações às vezes muito intensas. Os pais e outros adultos responsáveis pela educação da criança desempenham um papel fundamental na forma como ela enfrentará esses medos. O amor que demonstram e o ambiente educacional que criam permitem que ela construa uma segurança interna que irá gradualmente substituir seu envelope protetor. Assim, eles serão tranquilizadores sem serem negligentes, acolhedores sem cederem ao "tudo, imediatamente", presentes sem serem invasivos, amorosos sem serem sufocantes, vigilantes sem demonstrarem ansiedade a cada passo ou separação mínima (como ir à escola, hora de dormir, passar o fim de semana na casa dos avós), previsíveis sem serem rígidos e protetores sem serem excessivamente controladores.

No entanto, a educação recebida raramente é ideal. E a criança pode se deparar com pais ou outros responsáveis que se mostram frios, indiferentes, deprimidos, mal-intencionados, zombeteiros, imprevisíveis em seu comportamento, ansiosos, incoerentes em suas ações, ausentes, carentes ou sufocantes. Todas essas atitudes são suscetíveis de criar um sentimento constante de insegurança na criança, ainda mais se ela tiver um temperamento sensível. O recurso à alimentação torna-se, então, um sistema de tranquilidade, que acalma, alivia, traz a doçura e o bem-estar que lhe faltam. O vínculo com a alimentação pode parecer mais confiável, mais sólido e, acima de tudo, mais controlável do que o vínculo com os adultos. Não conseguindo construir um mundo interno seguro, a criança coloca em sua boca o que a comida se tornou para ela: uma representante de seus pais. Assim como eles eram quando a alimentavam na infância, quando ela ainda não conseguia distinguir totalmente o leite da pessoa que o dava. Por isso, depender da alimentação permite que ela busque sua autonomia e dependa menos de adultos inseguros, criando, paradoxalmente, uma sensação de independência em relação a eles.

Atenção, isso não significa que toda obesidade infantil esteja ligada a distorções educacionais. Trata-se aqui apenas de possíveis fatores causais, ou de elementos que podem favorecer a dependência alimentar.

O ADOLESCENTE, UM ALVO

Mas o período da vida mais favorável para o desenvolvimento de toxicomanias em geral, incluindo a dependência alimentar, é a adolescência. Isso, dizem, ocorre devido às alterações psicológicas e afetivas próprias dessa idade, mas também porque o controle do ambiente é mais difícil do que em comparação com crianças mais novas. É importante observar que a adolescência está se prolongando cada vez mais, e que alguns adultos por vezes revivem mudanças semelhantes à adolescência, especialmente quando seus filhos estão passando por essa fase ou quando ocorre um evento significativo (como a morte dos próprios pais, por exemplo).

Entre as transformações que marcam essa idade, está o distanciamento necessário entre o adolescente e seus pais. No entanto, essa necessidade intrínseca de autonomia nos adolescentes é fonte de vulnerabilidade. Começar a depender de alimentos é um processo para não depender mais dos pais. É, portanto, por uma preocupação com a liberdade, para não se sujeitar mais ao controle paterno ou materno, que é visto como limitante para a emancipação e mantenedor de um estado de infantilidade, que o adolescente cairá nos braços da dependência alimentar. Para se libertar da tutela do "rei" e da "rainha" de sua infância, ele se entrega à "ditadura com verniz libertário" da dependência toxicômana. Porque, no início, o adolescente acredita que está livre ao comer o que quer, quando quer. Essa forma de se distanciar, que tem a vantagem da facilidade (hoje em dia é tão fácil conseguir comida) e como bônus o prazer através da regressão, também faz parte de uma transgressão em relação às regras alimentares que vigoram em casa. E o prazer da transgressão é uma força motriz importante nessa idade… até ele perceber que caiu numa falsa liberdade que bloqueia sua emancipação.

Porque, ao contrário, o sobrepeso emocional também é uma maneira inconsciente de permanecer dependente dos pais. Se o sobrepeso for excessivo, ele pode levar ao isolamento social decorrente da rejeição dos outros. No entanto, o afastamento de si mesmo e o papel de vítima da sociedade ou dos irmãos pode fortalecer o vínculo de proteção e dependência entre pai e filho, que será apreciado, por exemplo, por um adolescente que tem medo de se tornar independente devido à ansiedade de separação ou que simplesmente deseja manter os benefícios secundários dessa dependência afetiva.

Clément é um rapaz de quatorze anos. Sua mãe, Julie, queria uma filha que se parecesse com ela. Dos três filhos que teve, ele é o mais se parece, e Julie é uma mãe superprotetora. Ela se preocupa quando Clément ataca os brioches que enchem os armários, mas não consegue deixar de comprá-los: "Não vou deixar meus outros dois filhos com fome", justifica-se. Complexado e tímido, Clément se recusa a participar de atividades extracurriculares e prefere ficar em casa. "Eu me pergunto como ele fará para viver sozinho", preocupa-se a mãe. "Ele é tão dependente. Tenho que comprar as roupas dele enquanto o irmão mais novo faz isso sozinho." No entanto, essas preocupações expressas, se forem sinceras, mascaram mal o profundo desejo de Julie de manter Clément próximo a ela pelo maior tempo possível.

Voltar a ser bebê

A dependência alimentar nessa idade também é influenciada pela necessidade e pelo prazer da regressão. Esses momentos de regressão são bem conhecidos pelos pais de adolescentes, sendo explicados por um apego emocional ao passado, no momento da despedida da infância, antes da transição para a idade adulta, mas também pelo retorno às pulsões da primeira infância, causadas pelo terremoto psicológico da puberdade. Se compararmos nossa personalidade a uma casa, ela seria construída durante os primeiros seis anos para depois permanecer relativamente estável, à exceção das transformações interiores, porque o período entre seis e onze anos é rico em aquisições de todos os tipos. Na puberdade, essa casa seria reconstruída de cima para baixo: quebraríamos paredes para ampliar, refaríamos o porão e o sótão, acrescentaríamos um andar... Tudo isto faria com que as fundações fossem revistas e mexidas. Isso explica, durante as obras (em média dois a três anos para a maioria dos adolescentes), o retorno de traços de personalidade primitivos relacionados às fundações. Esse rearranjo é frequentemente útil, porque permite a reabilitação de estruturas que foram mal estabelecidas durante a primeira infância e corrige transtornos decorrentes desse período. É por isso que a dependência alimentar e a obesidade emocional que tenham se originado na primeira infância podem desaparecer durante as adaptações da adolescência, quando uma nova personalidade, um novo ambiente, novos laços emocionais, uma nova forma de pensar ou novos mecanismos de defesa contra as ansiedades são postos em prática.

Entre os episódios de regressão, há o retorno à fase oral dos dois primeiros anos de vida, a volta do prazer simples da amamentação, recordando aquele período em que o "bom" era colocado para dentro de si por um adulto amoroso. Na adolescência, a regressão oral se manifesta na necessidade de sempre ter algo na boca, como a tampa da caneta, um cigarro, o gargalo da garrafa e, é claro, comida. Focar o prazer oral é reconfortante na adolescência, porque é um modo bem conhecido de acesso ao prazer. É, portanto, psicologicamente menos ameaçador do que o prazer sexual, que se tornou acessível, mas é permeado por mistérios e preocupações. Ceder às pulsões orais também parece menos perigoso do que ceder às pulsões agressivas que são reativadas nessa idade.

Comer, agora mesmo!

Outra característica peculiar dos adolescentes que favorece a hiperfagia é a impulsividade. Essa impulsividade lembra a das crianças de dois a três anos. Alguns adolescentes sempre foram impulsivos, seja por natureza ou porque a educação que receberam não lhes permitiu aprender a lidar com frustrações com palavras adequadas (os adolescentes que podem ser apaziguados com palavras foram, sem dúvida, bebês com quem se falou bastante). Mas a maioria fica assim em decorrência da puberdade, antes de recuperar gradualmente a capacidade de controlar seus impulsos, como foram ensinados durante a infância. Sua impulsividade os torna menos capazes de adiar o prazer e de suportar frustrações. Ao menor sinal de fome, precisam imediatamente de algo para saciá-la, e às vezes a resposta é desproporcional. Isso é ainda mais evidente naqueles que, quando crianças, tiveram suas demandas atendidas imediatamente, em particular se lhes davam comida ou doces sempre que reclamavam... e não só de estar com fome.

Comer para evitar pensar

O adolescente dificilmente controla seus pensamentos, porque eles estão em completa reestruturação. Seu cérebro está em pleno desenvolvimento, criando novas conexões. Novas ideias e novos conhecimentos irrompem em sua mente. O adolescente entende conceitos que antes lhe eram distantes e que podem assustá-lo. Sua mente é invadida por novos desejos, fantasias (desejos inconscientes) que estão associadas ao retorno das pulsões, bem como novos impulsos que o sobrecarregam (como os sexuais e agressivos, por exemplo) e medos que assumem a forma de pesadelos acordados. Isso explica por que o adolescente tende a fazer qualquer coisa para evitar pensar, seja estando sempre ocupado, consumindo substâncias como álcool e maconha, que inibem o pensamento, ou preenchendo o tempo comendo e cochilando durante a digestão.

Comer para ter uma reserva

A fobia social, comum na adolescência, é o medo do contato com os outros. Considero-a um retorno da ansiedade em relação ao desconhecido, característica da criança por volta do oitavo mês de vida.

Enquanto a criança costuma ser sociável, o adolescente afetado por essa fobia já não se atreve a falar em público, sente vergonha de se dirigir ao lojista e, por vezes, até de falar ao telefone. Ele tem a sensação de estar no centro de todos os olhares na rua e considera qualquer atenção direcionada a ele como hostil ou zombeteira. Nesse contexto, comer se torna uma forma de manter a compostura na presença dos outros. É um suporte e um fator de tranquilidade. Além disso, uma vez que o excesso de peso esteja presente, ele se torna um pretexto ideal para se isolar e ficar em casa. É também uma justificativa ideal para argumentar sobre a experiência de hostilidade do ambiente.

A BULIMIA

O termo "bulímico" é usado muito amplamente para se referir a uma pessoa que come demais e com muita frequência. Mas, nesse caso, deveríamos falar de "hiperfagia". A bulimia, a rigor, é uma doença real que deve ser tratada por especialistas. Ela afeta os adultos, mais particularmente as mulheres (que são mais de 90% dos casos, atingindo cerca de 2% da população feminina), aparecendo geralmente já na adolescência. Ela se caracteriza por episódios de ingestão excessiva de alimentos que ocorrem em momentos de crise.

A pessoa aproveita um momento de solidão para comer uma quantidade considerável de alimentos, muitas vezes sem preparo, chegando a engolir pedaços de manteiga ou ravióli frio do dia anterior, se não teve tempo de "preparar" a crise fazendo compras apropriadas a seus gostos (alimentos de que ela gosta, mas que costuma se proibir de consumir).

Com frequência a pessoa não está consciente de seus atos. Após a crise, em cerca de metade das vezes ela vomita e sente vergonha e desespero intensos. Além disso, o uso de laxantes, momentos de jejum e prática intensa de exercícios físicos para compensar o excesso calórico também são comuns.

Muitas vezes, essas jovens não têm sobrepeso e podem ter sido ou ainda ser anoréxicas. As crises se alternam, então, com períodos de restrição calórica severa, dos quais são, em parte, a consequência. Mas, acima de tudo, há fatores psicológicos por detrás desse grave transtorno do comportamento alimentar, em particular uma preocupação

100 QUILOS EMOCIONAIS

com o autocontrole em todas as áreas da vida, levada ao extremo, o que resulta nesses episódios considerados como "perdas de controle".

A bulimia também é uma forma de lidar com o humor depressivo e a dificuldade em experimentar prazer em geral. Para alguns especialistas, aliás, o súbito vaivém induzido pela absorção e rejeição de alimentos corresponde a um processo de erotização. Para outros, seria o equivalente a uma conduta viciante (toxicomania), em que a droga seria o alimento absorvido por impulso. De qualquer forma, há uma busca por sensações intensas e, além das crises, um desejo voraz de autocontrole. É interessante notar que antidepressivos que aumentam os níveis de serotonina, neurotransmissor envolvido nos circuitos emocionais, têm mostrado eficácia no tratamento da bulimia, reduzindo a frequência das crises.

O ALIMENTO ANTIDEPRESSIVO

A adolescência é um período de vulnerabilidade emocional, no qual episódios depressivos de duração variável, por vezes muito breves, mas recorrentes, são particularmente frequentes. Qualquer depressão é consequência de uma perda, seja real, simbólica ou imaginária. No entanto, na adolescência, há uma série de despedidas, especialmente do corpo, dos modos de pensar e dos laços emocionais da infância. Se a depressão maior, instalada a longo prazo, costuma causar perda de peso, os episódios depressivos podem levar à hiperfagia, sobretudo em razão dos mecanismos de luta contra essa depressão incipiente. Diversos mecanismos possíveis entram em jogo, em conexão com os sintomas da depressão em adolescentes, como fadiga, regressão, impulsividade, vazio interior e ansiedade. Vejamos como cada um desses cinco sintomas de depressão pode promover ganho de peso:

- A luta contra a fadiga física e mental passa por uma ingestão calórica dez vezes maior, a fim de recuperar energia.

- A depressão induz a um estado de regressão. Isso porque um retorno aos estágios iniciais de desenvolvimento resulta em menos gasto de energia, que é útil nesse período de "hibernação", de repouso psicológico essencial para recarregar as baterias diante do estresse que é a depressão. No entanto, vimos anteriormente como a regressão favorece a dependência alimentar.

- A impulsividade e a busca por ações representam outra forma de neutralizar a depressão característica da adolescência e de lutar contra a letargia e a falta de atividade associadas ao humor neurastênico, que é a perda geral do interesse e um estado de fadiga física ou mental. Ora, se a impulsividade pode se manifestar por meio de ataques de agressividade, ela também pode estar relacionada ao comportamento alimentar, chegando a episódios de bulimia.

- O sujeito em estado de depressão tem o modo de pensar modificado. Um sentimento de vazio interior é comum devido à desaceleração cognitiva, à memória menos ativa e à paralisia emocional. O cérebro trabalha em câmera lenta, daí a impressão de menos interesse em tudo. É inverno na cabeça e no coração. Recorrer aos alimentos é, então, uma busca pelo bem-estar simples, com o objetivo de compensar a perda do prazer que o pensamento e a imaginação proporcionavam, e que agora estão paralisados. Também é uma forma de tentar recuperar o interesse por atividades que eram fonte de bem-estar antes da depressão se estabelecer. Ao comer em excesso, o adolescente procura sensações fisiológicas para tentar compensar a diminuição da percepção sensorial e das experiências emocionais. Ele tem menos gosto por tudo (especialmente por comida) e, portanto, busca sensações fortes ao aumentar a ingestão alimentar.

- Por fim, a depressão incipiente é, em quase metade dos casos, associada à ansiedade. Além disso, a ansiedade geralmente existe na adolescência fora de qualquer momento depressivo. Ela pode surgir por diferentes razões: medo da morte de entes queridos, de envelhecer, de ficar sozinho, de não ser normal etc. Mas, às vezes, a ansiedade permanece vaga, sem um objeto preciso. Ela eclode brutalmente ou ocupa um plano de fundo permanentemente sob a forma de uma ansiedade vaga, mas tenaz. Ela interfere no sono e no pensamento e muitas vezes se manifesta fisicamente (palpitações, sudorese, dificuldades respiratórias, dores de estômago). Entretanto, a alimentação é uma forma comum de responder à ansiedade através do apaziguamento fisiológico e psicológico que ela gera.

Para concluir, vimos que a dependência alimentar pode reaparecer ou se fortalecer na adolescência, sendo influenciada por diferentes fatores psicológicos relacionados às mudanças nesse período: como a necessidade de emancipação, impulsividade, regressão, medo dos outros, pensamentos incômodos, depressão e ansiedade. Os vícios alimentares que afetam os adultos podem remontar à infância ou adolescência. Porque mesmo que as alterações da puberdade sejam temporárias, a instalação de uma dependência alimentar nessa fase pode persistir. Além disso, esses diferentes fatores também podem estar presentes na vida adulta, durante eventos que levam a rearranjos psicológicos, como divórcio, luto ou o nascimento de um filho. Esses aspectos serão abordados posteriormente.

5

A GRAVIDEZ E A MENOPAUSA

OS QUILOS NA GRAVIDEZ

Entre os eventos da vida, há um cujo impacto sobre o peso emocional pode ser tão importante quanto a adolescência: a gravidez.

Adquirir peso durante a gravidez é um bom sinal... sobretudo para o futuro bebê. Mas não é bom ganhar peso demais. E, para muitas mamães de primeira viagem, perder esses quilos é uma preocupação real. Mas não é apenas questão de regime. Tratam-se de emoções inéditas.

Nos primeiros três meses, ganha-se um ou dois quilos. É uma fase em que o apetite pode se reduzir (em especial devido às náuseas). Por outro lado, no segundo trimestre, os famosos "desejos" das mulheres grávidas se combinam muito bem com as fomes repentinas. O aumento de peso ideal é de seis quilos: dois são do feto e quatro para que a mãe faça suas reservas, tendo em vista a amamentação. No terceiro trimestre, espera-se o ganho de um quilo por mês. O que resulta entre nove e treze quilos em média: quase seis quilos para o bebê e seus invólucros, dois quilos de retenção de líquido, um aumento de um litro de sangue ou mais, e o restante em reservas para a gestante. São essas reservas inutilizadas que estarão em excesso depois do parto.

Por exemplo, Camille, de 26 anos, é mãe do pequeno Théo, de seis meses. Ela pesava setenta quilos antes da gravidez, com 1,65 metro. Ao final da gravidez, chegou a 86 quilos. Hoje, ela pesa oitenta quilos, mas não consegue perder os quilinhos extras, mesmo seguindo uma dieta.

Os diversos fatores psicológicos e emocionais (lembranças do passado, estresse e baixa autoestima), desempenham um papel no ganho de peso excessivo durante a gravidez, mas também na dificuldade em perdê-lo depois do parto. As alterações emocionais são comuns nesse período da vida, quando a mulher se torna mãe pela primeira vez. E cada gravidez tem o próprio impacto.

O conjunto de reestruturações psicológicas faz com que a mulher grávida seja diferente das outras. Ela está sujeita a lembranças vindas de seu inconsciente, alimentadas por suas histórias de infância. Os sonhos de uma mulher grávida revelam informações sobre a criança que ela foi e as relações que ela estabeleceu com as pessoas que a criaram. Isso explica alguns comportamentos regressivos, com um retorno a modos de satisfação muito ligados à alimentação. Essas ondas do passado às vezes podem gerar ansiedade ou tristeza, influenciando seu comportamento alimentar.

De forma mais consciente, o estresse causado por uma gravidez difícil pode facilmente agravar o ganho de peso. Uma mulher que até então controlava seu apetite pode, às vezes, aproveitar sua condição de grávida e se permitir suspender as restrições que ela ou seus entes queridos, de forma mais ou menos implícita, impunham, liberando sua gula que, agora mais intensa após ter sido limitada por tanto tempo, torna-se exagerada. Algumas mulheres até se tornam especialmente nutridoras antes do tempo e, provavelmente temendo que seu filho sofra com a falta de alimento, acabam comendo por dois...

Outras mulheres vivenciam a gravidez penosamente. São em geral aquelas que hesitaram por muito tempo antes de engravidar. Elas têm a sensação de estarem despojadas de seu corpo; de não controlarem suas variações físicas; de estarem submetidas à vontade daquele futuro ser que cresce dentro delas; de estarem ameaçadas em seu domínio de si mesmas a partir de seu interior. Para elas, comer é uma maneira de retomar o controle do rumo das coisas e, de modo ilusório, ser quem comanda o aumento de peso e o volume do próprio corpo.

Imagens da maternidade

Ao se tornar mãe, a mulher modifica a imagem de si mesma. Suas preocupações não são mais as mesmas, tampouco suas prioridades. Ela não vive mais sua feminilidade da mesma maneira. Passa a se identificar com novas imagens. Algumas mulheres têm, no fundo, uma imagem de si mesmas como mães "redondas". Essa associação entre a forma arredondada e a maternidade é compartilhada e atravessa diversas culturas. Ela remonta aos séculos em que o corpo mais cheio era sinal de boa saúde e pensava-se que a mãe nutria o filho a partir de suas reservas pessoais. Muitas das mulheres de hoje, quer suas mães ou cuidadoras tenham sido corpulentas ou não, conservam esse arquétipo na memória e são influenciadas por ele na ideia que fazem de si mesmas quando se tornam mães. Algumas só então se sentem uma verdadeira mulher, como se antes disso fossem apenas "filhas", não importando sua idade. Para elas, inconscientemente, a feminilidade não está ligada ao charme de um corpo magro, mas, sim, às formas mais generosas. Outras perdem todo o espírito de sedução, como se ser mãe e uma mulher desejável não fossem compatíveis. Talvez elas só tenham conhecido suas mães sem a presença de um homem (como viúvas que só se dedicam aos filhos) ou então a mãe tenha negligenciado demais o marido em prol dos filhos.

QUANDO A VONTADE PASSA

Depois do parto, há outras causas emocionais que explicam o aumento de peso. A tristeza que acomete mais de 50% das mulheres após o parto é atribuída às bruscas alterações hormonais. Provavelmente, essa sensação também tem origem na tristeza de deixar para trás a experiência de completude sentida por muitas mulheres grávidas, assim como o confronto com a realidade do recém-nascido, que é diferente, claro, da criança imaginada durante a gestação.

Bem mais grave do que a melancolia que se segue à gravidez e que dura apenas alguns dias, a depressão pós-parto revela uma dificuldade em abandonar o estado de gravidez que fazia tão bem. Mas também em assumir o novo papel de mãe. Principalmente quando há a sensação de não estar sendo ajudada, de ser menos desejável ou de não interessar a ninguém além do bebê. Causas mais profundas entram em cena, como as dificuldades afetivas da mãe quando ela própria era um bebê recém-nascido. Pode se tratar, por exemplo, de carências afetivas ou de interações perturbadas com a própria mãe ou cuidadora. A depressão nem sempre ocorre imediatamente após o parto. Quando ela acontece durante o primeiro ano depois do parto é que se pode falar em "depressão pós-parto". Segundo os critérios considerados para definir o estado depressivo, essa condição afeta até 20% das mulheres que dão à luz. E toda depressão, qualquer que seja sua intensidade, pode ocasionar aumento de peso.

O temor da retomada da sexualidade também explica os quilos emocionais. Eles desempenham, então, um papel de distanciamento para mulheres que não conseguem associar, no campo de sua identidade afetiva, seu papel de esposa com o de mãe, ou que não conseguem mais desejar o homem que se tornou pai. As queixas maritais, por mais legítimas que sejam, apenas reforçam a culpa, que é a fonte dos quilos extras.

O IMPACTO DOS ABORTOS ESPONTÂNEOS

Quando a gravidez não chega ao termo e a mulher sofre um aborto espontâneo, isso pode ocasionar aumento de peso ligado ao sofrimento vivenciado, sobretudo se esse sofrimento não for reconhecido ou tratado.

A gravidez interrompida pode ser involuntária (aborto espontâneo, morte fetal) ou voluntária (interrupção voluntária da gravidez, aborto terapêutico). Porém, mesmo voluntária, uma interrupção de gravidez pode ser fator de sofrimento psicológico.[*]

Depois de uma gravidez interrompida, o humor depressivo, o estado de estresse pós-traumático, a culpa, a raiva, a negação e a tristeza são suscetíveis de gerar aumento de peso. Depois de certos abortos traumáticos, quando a perda do feto não é reconhecida por aqueles ao redor, pode-se sentir como se a criança continuasse sua gestação na mente da mulher que a carregava e que secretamente não abriu mão de ser aquela mãe. Assim, Eliane, um ano depois, não perdeu os três quilos que ganhara no início de sua gravidez, interrompida por um aborto espontâneo.

O caso de Gislaine é ainda mais impressionante. Ela ganhou 27 quilos dos 25 aos 34 anos, sendo que nunca tinha chegado ao sobrepeso antes nem tinha histórico familiar de obesidade. O peso de uma criança de nove anos é de cerca de 27 quilos. De fato, havia nove anos que Gislaine tivera um aborto espontâneo. Ela ainda chora quando alguém menciona o assunto e demonstra empatia por ela. O mais surpreendente é que o ritmo de seu aumento de peso, isto é, o número de quilos ganhos a cada ano, corresponde exatamente ao crescimento de uma criança.

---

[*] Ver Dr. Stéphane Clerget, *Quel âge aurait-il aujourd'hui?*. Paris: Fayard, 2007.

Menopausa emocional

A menopausa, que geralmente ocorre entre os 45 e 55 anos, é outro evento importante na vida de uma mulher. Em razão das alterações hormonais, ocorre um aumento de peso sem alteração no apetite – na realidade, trata-se sobretudo de uma redistribuição das gorduras. Na pré-menopausa (três a cinco anos antes da menopausa), os estrogênios começam a ser produzidos irregularmente, às vezes em excesso, o que se reflete em acúmulo de gordura e retenção de água. Na menopausa, os estrogênios deixam de atuar e o corpo se transforma sob a influência dos derivados da testosterona liberada pelas glândulas suprarrenais. A gordura sai, então, dos seios e membros para se localizar no abdômen e nos ombros. A frequente diminuição da liberação de hormônios tireoidianos (hipotireoidismo) é outra das causas do acúmulo de lipídios (gorduras).

Tratamentos de reposição hormonal podem compensar essas alterações. Mas um leve aumento de peso (dois a quatro quilos) não deve ser considerado de forma muito negativa. Estatisticamente, em geral, elas vivem mais tempo do que aquelas que não ganham peso, que perdem ou que ganham peso demais. A testosterona das glândulas suprarrenais se transforma em estrogênio nas células de gordura, o que compensa em parte sua diminuição ligada à menopausa.

Quando há aumento de peso, seria equivocado atribuir toda a responsabilidade às alterações fisiológicas. Os fatores emocionais, independentemente das emoções induzidas pelos hormônios, também desempenham um papel nesse cenário. Embora alguns profissionais contestem, o período que envolve a menopausa parece ser um momento de maior vulnerabilidade emocional. As mulheres frequentemente comentam sobre suas mudanças de humor, irritabilidade, tendência a chorar com facilidade, angústias indefinidas sem motivo aparente ou falta de entusiasmo.

Algumas mulheres, sobretudo aquelas apegadas a seus hábitos, sentem-se um pouco perdidas quando cessam os ritmos que até então marcavam suas vidas, dedicadas principalmente à educação dos filhos. Essa perda de referência pode desorientá-las e levá-las a se alimentarem como se quisessem adquirir mais peso diante de uma vivência considerada instável.

O aparecimento de desconfortos físicos indefinidos, de dores nos seios particularmente, também as leva a buscar conforto na alimentação.

O ressecamento das mucosas, que torna as relações íntimas dolorosas, a sensação de ser menos desejável e a diminuição da libido levam a uma redução na atividade sexual. Esse freio colocado nas pulsões genitais pode provocar, por meio de um mecanismo de deslocamento, um aumento dos modos de satisfação orais, notadamente o prazer de comer.

A menopausa é considerada por muitas mulheres como a dor de uma perda. A perda da capacidade de engravidar, é claro, e a perda da juventude, pois o envelhecimento do corpo passa por uma brusca aceleração nesse período da vida: a pele se torna menos flexível; os cabelos, mais opacos; e as unhas, quebradiças. Mas elas muitas vezes passam também pela dor da perda de sua feminilidade. Isso afeta profundamente sua identidade, pois, na visão geral, a feminilidade é reduzida à capacidade de engravidar, associada à beleza da juventude. Um homem ainda se sente homem quando envelhece e seus espermatozoides têm tanta dificuldade quanto ele em se movimentar. Por que considerar as mulheres de forma diferente? Essa tríplice tristeza é acompanhada por ansiedade e humor depressivo que, como veremos detalhadamente mais adiante, são grandes provedores de quilos emocionais. O risco depressivo seria, segundo alguns estudos, multiplicado por quatro na menopausa. Quer isso esteja ligado a uma das sensações de perda ou unicamente a fatores hormonais, há uma clara associação entre a chegada da menopausa e o aparecimento da depressão.

Os distúrbios do sono são frequentes na aproximação da menopausa. Isso provoca cansaço físico e mental e uma irritabilidade que agrava os transtornos de humor. Em consequência, isso faz com que a mulher coma mais, como uma forma de luta contra esses sintomas.

Felizmente, esse período da vida também tem aspectos positivos. A educação dos filhos chega ao fim, o que libera mais tempo para si. No âmbito profissional, chega-se à idade das funções mais interessantes. No âmbito familiar, distancia-se mais visivelmente dos pais e se liberta dos freios da infância. Por fim, a experiência de vida permite muitas vezes que se ganhe sabedoria e que se tenha um olhar que vá além das aparências. Esse maior bem-estar tem um impacto positivo nas emoções e, consequentemente, no peso.

Vimos que estamos no cruzamento de várias influências ao longo de toda nossa vida, juntamente com a relação emocional que mantemos com nosso peso. Algumas dessas influências parecem inevitáveis, como a menopausa. Entretanto, há meios de enfrentá-la, tanto medicamente, com tratamentos de reposição hormonal, como psicologicamente. Da mesma forma, a educação recebida não é uma fatalidade e a resiliência é possível. Podemos lutar contra a aparência de nosso destino e contra a aparência que o destino parece ter imposto a nós.

6

Tudo o que age sobre nossas emoções

Os medicamentos

Alguns medicamentos agem sobre nossas emoções intervindo diretamente no sistema nervoso central ou no sistema hormonal. É preciso levar isso em conta no programa de melhoria de sua silhueta.

Os calmantes (ou ansiolíticos) agem sobre a ansiedade. Em geral são benzodiazepínicos. Eles são muito eficazes para reduzir a angústia que incita principalmente o apetite. Mas são responsáveis também por sonolência e letargia, e seu uso expõe a riscos de dependência. Quando interrompidos, podem levar a uma recaída na ansiedade. Os neurolépticos são os medicamentos mais propensos a causar aumento de peso. Eles são prescritos em casos de transtornos graves de personalidade, episódios delirantes, mas também como reguladores do humor ou para transtornos de ansiedade mais intensos. No âmbito emocional, provocam uma indiferença afetiva, sedação e, às vezes, um estado depressivo.

Os antidepressivos agem também na esfera da ansiedade. Se seu estado depressivo tende ao apetite, eles limitarão essa tendência. Em geral, também agem positivamente sobre obsessões, compulsões alimentares e reduzem as crises bulímicas. Mas alguns deles levam a um aumento de peso (felizmente, reversível após a interrupção do tratamento), o que contrabalança seu efeito benéfico. Entre outros efeitos indesejáveis possíveis, observa-se angústias, certo nervosismo, apatia afetiva, agitação e uma euforia sem limites.

Os corticoides, indicados para diferentes doenças inflamatórias, são conhecidos por fazer engordar. Mas não é tão simples assim. Tomados por um longo período, eles podem causar retenção de água e redistribuição de gordura no pescoço e abdômen, mas não nas coxas e glúteos. Entretanto, logo nas primeiras doses eles agem sobre o humor e têm um efeito que suspende as inibições e trazem euforia intensa. Esse efeito pode levar a tomar iniciativas, a "sair" de si e a facilitar uma perda dos quilos emocionais. Em compensação, a euforia pode levar a comportamentos excessivos e a excessos alimentares.

Os medicamentos que acarretam aumento da pressão arterial também têm o efeito de cortar o apetite, da mesma forma que os medicamentos contra a asma, e podem ainda provocar nervosismo.

Os medicamentos corretores de desequilíbrios hormonais também agem sobre as emoções por meio dos hormônios. É o caso da reposição hormonal que as mulheres costumam fazer no período da menopausa, ou dos hormônios tireoidianos em caso de deficiência da glândula tireoide. A reposição hormonal favorece uma distribuição de gordura chamada de "ginoide" (coxas, glúteos, seios), enquanto a menopausa provoca uma redistribuição chamada "android" (gordura abdominal). Além disso, muitas vezes esses medicamentos têm um efeito positivo no humor. Os hormônios tireoidianos de substituição ajudam a combater o aumento de peso associado ao hipotireoidismo, mas causam ansiedade em grandes doses (são hormônios difíceis de equilibrar). Esses diferentes efeitos são reversíveis ao cessar o tratamento, e os extratos tireoidianos são proibidos para uso em regimes devido a seus efeitos colaterais.

Os remédios utilizados no tratamento da doença de Parkinson podem levar a um estado depressivo, agressivo ou a uma agitação hipomaníaca (euforia, desinibição).

Muitos dos medicamentos prescritos atualmente visando ao emagrecimento têm também impactos emocionais.

Os remédios com o princípio ativo topiramato são, na origem, medicamentos antiepiléticos que previnem convulsões. Atualmente, são prescritos a fim de limitar comportamentos compulsivos, especialmente o comportamento alimentar compulsivo (hiperfagia). E podem, em contrapartida, tornar o indivíduo sonolento e menos reativo. Eles agem como reguladores do humor.

Medicamentos que têm valproato de sódio como princípio ativo são utilizados com o mesmo objetivo e têm efeitos colaterais semelhantes. Vale ressaltar que alguns também podem causar ganho de peso.

Essa lista não é exaustiva. O que significa que é importante perguntar a seu médico sobre os possíveis efeitos dos medicamentos no psiquismo ou nas emoções, quando tomados por longo tempo e de modo habitual.

Os alimentos

As emoções agem sobre o comportamento alimentar, sobre a escolha dos alimentos e sobre a estocagem de gorduras. Mas, em compensação, por sua composição química, os alimentos também exercem uma ação sobre as emoções. Assim, para agir sobre os quilos emocionais, é preciso prestar muita atenção ao conteúdo de seu prato.

As proteínas são indispensáveis para a produção dos neurotransmissores cerebrais, que são o combustível de nossas emoções.

O sal, usado como condimento ou presente em alimentos processados, prontos para consumo, e algumas águas minerais, é indispensável para um bom equilíbrio do "ambiente interno". Mas uma dieta rica demais em sal muitas vezes pode causar o aumento da pressão arterial, o que pode ter um impacto emocional parecido com um humor depressivo, mesmo sem expressar tristeza.

O magnésio está presente em legumes e frutas secas, chocolate e frutos do mar. A falta de magnésio pode resultar em transtornos de ansiedade.

O ferro é encontrado em boa quantidade em carnes (principalmente nas vermelhas), vísceras, gema de ovo, chocolate, vinho e frutas e legumes secos. A deficiência de ferro não é rara, sobretudo nas mulheres, por causa da menstruação, pois ele é estocado no sangue. A falta de ferro pode causar anemia, que está relacionada a um humor lento, abatimento mental e físico.

O cálcio é encontrado em queijos, laticínios, frutas secas (como amêndoas e avelãs), na sêmola integral, salsa, nabo e germe de trigo. Ele é um regulador do sistema nervoso e do ritmo cardíaco.

O fósforo está presente em laticínios, carnes, peixes, ovos, feijão branco, pão integral, ervilha e frutas secas. Ele também é indispensável ao bom funcionamento das células nervosas.

A vitamina B12 é encontrada no germe de trigo, levedura de cerveja, fígado, carnes vermelhas, peixes e frutos do mar, cereais integrais e gema de ovo. A falta de vitamina B12 causa anemia e, logo, uma diminuição do equilíbrio emocional.

A vitamina C auxilia na síntese de catecolaminas, que desempenham um papel importante em situações de estresse. Ela permite reforçar o tônus e suportar melhor o cansaço. A vitamina C está presente em frutas e legumes frescos, mas é facilmente destruída pelo calor durante o cozimento.

A vitamina B6 participa da síntese de neurotransmissores (adrenalina, serotonina...). A falta de vitamina B6 está na causa de uma capacidade mínima de resistir ao estresse e torna mais provável sucumbir a ele por meio de todos os tipos de emoção negativa. Ela é encontrada em quantidades significativas em levedura, germe de trigo, carnes, peixes, fígado e rins. Em contrapartida, frutas, legumes, pães e cereais são pobres em vitamina B6.

O ômega 3 é conhecido por equilibrar o sistema nervoso central. Ele age positivamente sobre o humor e reforça a resistência ao estresse. Suas fontes naturais são o óleo de nozes, óleo de canola, óleo de linhaça, salmão, atum, agrião, couves e espinafre.

A cafeína, presente no café, chá e chocolate, é um estimulante. Em excesso, pode aumentar o estresse, mas em doses adequadas tem efeito benéfico sobre o humor.

A soja é rica em fitoestrógenos, substâncias vegetais com estrutura análoga aos estrógenos. Nas grandes consumidoras de soja, os fitoestrógenos têm efeitos semelhantes aos hormônios femininos. Por isso o leite de soja não é aconselhável aos recém-nascidos, nos quais ele favoreceria também o hipotireoidismo.

A lactorfina, presente no leite de vaca, tem efeito positivo na sensação de bem-estar.

O chocolate é conhecido por suas propriedades antidepressivas, estimulantes e euforizantes.

A serotonina é um neurotransmissor que aplaca a ansiedade. A falta de serotonina pode levar a distúrbios do sono que estão na origem de quilos emocionais, e favorecem compulsões alimentares. A serotonina é produzida a partir do triptofano, um aminoácido encontrado em leite, ovos, chocolate, frutas (particularmente no coco e produtos à base de cereais).

A tiramina é um composto psicoestimulante que proporciona energia e tonicidade física e mental e também diminui o apetite. Em excesso, pode causar agressividade. É encontrada em carnes (bovina e aves), peixes, produtos fermentados como queijo e em certas frutas (banana, coco, abacate, figo e amendoim), bem como em produtos derivados da soja.

As feniletilaminas são neurotransmissores cerebrais que o organismo sintetiza (principalmente quando estamos apaixonados), mas que existem também em alimentos como chocolate, queijos e vinho tinto. Elas têm efeitos psicoativos, sendo euforizantes e combatendo o humor depressivo. Em altas doses, causam nervosismo.

116 Quilos emocionais

Há ainda outros alimentos que têm propriedades emocionais. Por exemplo, alcachofra, abóbora e cebola são considerados tônicos sexuais. Algumas especiarias como canela, gengibre, açafrão, noz-moscada e pimenta são estimulantes das pulsões sexuais.

Essa lista, é claro, não é tão grande. Os alimentos, graças a sua composição química, agem sobre nossas emoções. E o regime, pelas alterações qualitativas a que induz, acaba tendo impactos emocionais variados. Mas ainda há um impacto emocional independentemente dessas alterações, dependendo das restrições alimentares impostas.

O impacto emocional das dietas

Uma dieta mal equilibrada – e elas são numerosas – provoca carência de alguns nutrientes que, como acabamos de ver, têm possíveis efeitos em nosso humor.

Por outro lado, de tanto evitar as gorduras e os açúcares, nos privamos de alimentos de que gostamos e, assim, acabamos por nos privar de algumas fontes de prazer. Isso não apenas afeta nosso bem-estar físico (gustativo), mas também mental, já que alimentos gordurosos, e em especial os açucarados, estão simbolicamente associados a boas lembranças. Assim, Josy não poderia dispensar, sem sofrer um pouco, as *madeleines* que ela costuma saborear aos domingos e que a lembram de sua avó e da casa que ela frequentava todos os fins de semana quando era criança.

Quando se faz um regime excessivamente restritivo, procura-se em geral novos sabores no plano alimentar que sejam capazes de diminuir o apetite e que sejam pouco calóricos, a fim de compensar os sabores açucarados, sempre acompanhados de um grande poder energético. Volta-se, então, para sabores ácidos ou amargos, como picles ou toranja. Há maior ingestão de líquidos, perde-se o prazer de comer e corre-se o risco de, a exemplo dos novos condimentos absorvidos, tornar-se uma pessoa ácida e amarga. Os alimentos consumidos são considerados num plano puramente contábil, apenas um número reduzido de calorias. Às vezes, eles nem se parecem mais com alimentos ao serem substituídos por refeições líquidas ou as chamadas "barrinhas de cereal". Estas se limitam a corresponder às nossas necessidades, mas não contribuem de forma alguma para enriquecer nosso interior com imagens e símbolos de referências pessoais. Absorve-se apenas componentes: proteínas, vitaminas e minerais, tratando-nos como se fôssemos robôs, desprovidos de afeto por definição. Esse déficit simbólico, a longo prazo, dá uma imagem oca de si mesmo, promovendo uma sensação de vazio ou até mesmo um estado depressivo.

O regime isola

Quando segue um regime restritivo demais, a pessoa se priva também da dimensão social da alimentação. Assim, ela passa a recusar convites para jantares, deixa de almoçar com os colegas em restaurantes e recusa até mesmo os convites para as festas de amigos. É, portanto, um fator de isolamento não apenas social, mas também afetivo, o que gera um impacto emocional negativo.

Isola-se também mentalmente, mesmo que se continue a passar algum tempo com as pessoas próximas. De fato, quando se segue um regime restritivo, acaba-se por só pensar nisso, no que deve comer e no que não deve, mas que, consequentemente, tende a invadir nossa mente. O assunto se torna obsessivo e acaba monopolizando nossas conversas e nossos pensamentos. Ele acaba nos desviando dos outros assuntos que eram, até então, suscetíveis de nos interessar e interessar as pessoas próximas. Em contrapartida, os outros também, pouco a pouco, se distanciam de nós e de nossas obsessões, reforçando o isolamento e reduzindo também o campo de atividades, como o do pensamento, que só é solicitado pelos outros para falar… do regime.

O PESO DO ESTRESSE

O estresse engorda, pois faz comer. Ele age sobre o comportamento alimentar, fazendo com que se consuma alimentos mesmo sem ter forme, com o objetivo de acalmar. Ao contrário, pular uma refeição ou deixar de comer de acordo com sua fome pode induzir a um estado de estresse. Isso foi demonstrado nos animais, notadamente nos ratos, que, experimentalmente estressados (com picadas em seus rabos), reagiam comendo. A mesma reação foi observada em seres humanos.

Um estudo mostrou que, numa população de mulheres, aquelas que passaram por mais situações de estresse engordaram mais durante os quatro anos que se seguiram, e isso independentemente de outros fatores que pudessem influenciar o peso. Esses resultados são os mesmos com pessoas de quaisquer origens étnicas, culturais ou de classe econômica. Segundo uma pesquisa americana,[*] 31% das mulheres e 19% dos homens afirmam comer para aliviar os efeitos do estresse. E esses indivíduos se voltam em particular para alimentos ricos em açúcar ou gordura. Parece que essa tendência de recorrer à comida é proporcional ao nível de estresse, medido pela sensação de cansaço, irritabilidade ou distúrbios do sono.

Um impacto variável

Movidos por pequenos estresses repetidos no dia a dia, muitos indivíduos são levados a comer, mesmo quando estão sem fome ou já estão satisfeitos. Em compensação, estados de estresse mais intensos, ou persistentes a longo prazo, às vezes tiram o apetite. Quando o estresse leva a comer, o efeito é mais notado nas pessoas já fragilizadas, em

---

[*] Realizada com cerca de mil adultos de dezoito anos ou mais pela American Psychological Association em parceria com o National Women's Health Resource Center e iVillage.com.

especial as que seguem um regime que pode lhes "atacar os nervos". Então serão sobretudo alimentos "proibidos", gordurosos ou açucarados, os escolhidos, pois o estresse leva não apenas a comer, mas sobretudo a comer mal.

Estudos mostram que acontecimentos estressantes isolados – perder documentos, fazer uma apresentação profissional, passar por uma entrevista com um superior hierárquico – modificam de modo específico os hábitos alimentares. Submetidos a fatores de estresse, os indivíduos vão comer em menor quantidade durante as refeições, em proveito de lanches ricos em gordura e açúcar, reduzindo, assim, o consumo de fibras.

O impacto do estresse na alimentação varia de acordo com a personalidade de cada indivíduo. Esse impacto é particularmente danoso em temperamentos emocionais que apelam para a comida a cada emoção negativa; o ganho de peso se torna ele mesmo uma fonte adicional de estresse. Homens e mulheres parecem agir de forma diferente em função de suas diferentes causas de estresse. Por exemplo, um estudo inglês revelou que um tipo de estresse relacionado ao trabalho (medido em termos de longas horas de trabalho) tornaria as mulheres mais suscetíveis que os homens a consumir lanchinhos com gorduras e açúcares e a fazer menos exercícios, resultando em ganho de peso. A maioria dos homens, por sua vez, reagiria de forma diferente à rotina profissional, que os protege talvez de outras situações estressantes, como dificuldades nos relacionamentos ou imprevistos pessoais.

O estresse imobiliza

O estresse engorda porque limita os exercícios físicos. As pessoas estressadas são com mais frequência sedentárias.[*] Isso alivia os sintomas de estresse a curto prazo, mas pode gerar problemas de saúde no longo

---

[*] Mesma pesquisa citada na nota anterior.

prazo. O estresse causa fadiga mental, que é um fator limitante para qualquer projeto de atividade física, exceto em pessoas que, muito jovens, habituaram-se a eliminar o estresse por meio do esporte. O estresse muitas vezes incita a se retrair, a se manter em casa, sobretudo em caso de estresse profissional. Se acontecer de o estresse provocar um estado de agitação com necessidade de sair, tampouco se pensa em atividades físicas elaboradas, mas numa agitação vã, de gasto de energia limitado.

O estresse armazena gordura

Por último, mas não menos importante, o estresse também engorda para além das alterações do comportamento alimentar. Pesquisadores anglo-saxões demonstraram que camundongos estressados submetidos a um regime hipercalórico ganharam duas vezes mais peso que os não estressados ao receberem a mesma alimentação. O estresse provocaria, assim, um maior armazenamento de gordura. O mecanismo estaria ligado à liberação, pelo sistema nervoso simpático, de um neuropeptídeo que estimula o aumento da massa gordurosa abdominal. Constatou-se que, nos humanos, o estresse provoca igualmente o acúmulo de gordura.

Submetidas ao estresse, as mulheres produzem mais cortisol pelas glândulas suprarrenais (situadas, como o nome indica, sobre os rins). Esse hormônio favorece o armazenamento de gordura na região abdominal. Mas essa função difere conforme a pessoa. Mulheres com sobrepeso se adaptam mais rapidamente que mulheres mais magras e são relativamente menos afetadas. Submetidas experimentalmente à mesma dose de estresse, as mulheres magras continuam a produzir cortisol, enquanto essa produção diminui após alguns dias nas mulheres mais robustas. O estresse, portanto, contribui para o ganho de peso em mulheres mais magras do que naquelas que já estão com excesso de peso.

Na verdade, a situação é mais complexa: o sobrepeso induzido pelo estresse acomete sobretudo mulheres que acumulam gordura na região abdominal, em vez daquelas que tendem a armazená-la nos quadris e coxas. Chamamos de "androide" a obesidade que envolve sobretudo o abdômen, pois os homens, em sua maioria, acumulam gordura nessa região. E qualificamos de "ginoide" o acúmulo de gordura nos quadris e coxas. É a obesidade androide que está mais associada a riscos cardiovasculares. Em mulheres na menopausa, a distribuição das gorduras acontece mais frequentemente na altura do abdômen, em razão da baixa dos estrógenos e do domínio relativo dos andrógenos, produzidos pela mulher nas glândulas suprarrenais. O estresse se torna prejudicial para elas em termos de ganho de peso e riscos para o coração.

Mas parece também que o estresse favorece uma distribuição abdominal de gordura, independentemente da menopausa. De fato, um estudo mostrou que mulheres jovens nas quais o aumento de peso se situa mais na região abdominal passaram por mais estresse que aquelas em que o ganho de peso se concentra principalmente nos quadris.

Cuidado durante as férias!

Os efeitos do estresse, qualquer que seja sua natureza, nem sempre têm impacto imediato. Muitas vezes, há um intervalo de tempo entre a exposição ao estresse e o momento máximo de seu impacto. Depois de um filme de terror, muitas vezes é durante a noite seguinte, e não durante o filme, que os sintomas físicos se produzem, como o mal--estar próprio das pessoas sensíveis (particularmente nas crianças). O mesmo acontece com os ataques de pânico, que tendem a ocorrer naturalmente em períodos de relaxamento, como fins de semana ou início das férias, mais do que em períodos de estresse profissional.

Há também momentos de ingestão de alimentos ocasionados pelo estresse diário, principalmente no trabalho, e que surgem na maioria das pessoas durante os períodos de descanso, quando "os nervos se acalmam".

As férias são causas potenciais de estresse e, nesse sentido, levam a alterações nos hábitos alimentares. Assim acontece com o estresse que antecede as viagens de férias, que os pais e mães de famílias numerosas conhecem tão bem. Há também o estresse da obrigação de organizar as férias perfeitas para aqueles que têm uma visão perfeccionista da vida: quando as férias são muito esperadas e justificam o esforço de longos períodos de trabalho e um grande investimento financeiro, qualquer desacordo relacionado a problemas de organização ou a imprevistos podem ser bem estressantes. E há ainda a síndrome do pós-férias, que atinge essencialmente jovens profissionais que tiram todas as férias e folgas de uma só vez e acabam tendo dificuldades de adaptação na volta ao trabalho, com a sensação de se sentirem presos durante os onze meses seguintes.

Aprender a se proteger do estresse ou gerenciá-lo é uma etapa indispensável na luta contra os quilos emocionais.

7

Como reduzir o estresse

Importante fonte de quilos emocionais, o estresse atua através de diferentes mecanismos que envolvem hormônios e neurotransmissores. Ele afeta o comportamento alimentar, a mobilização física e pode até mesmo influenciar o armazenamento de gordura, ou seja, alterar o metabolismo basal.

Estresse bom e ruim

Mas do que estamos falando quando falamos de "estresse"? E quais são as maneiras de reduzi-lo? Diante de uma situação que o indivíduo julga frustrante, ameaçadora ou perturbadora, o organismo reage para tentar se adaptar. Raros são os que reagem com calma e sem impulsividade. Chamamos de "estresse" um conjunto de reações físicas, emocionais e comportamentais. Essas reações de adaptação não estão sob o controle da vontade consciente; não é o córtex cerebral que as gere. Elas são reguladas por regiões cerebrais que envolvem o cérebro emocional, mas também, e de modo ainda mais profundo, pelas áreas que controlam o sistema nervoso vegetativo. Os animais, em particular os mamíferos, têm em comum conosco parte desse

124 Quilos emocionais

sistema de adaptação (os sintomas físicos do estresse), que ativa nosso "cérebro primitivo".

Gerenciar o estresse não significa suprimir sistematicamente esse mecanismo adaptativo, mas, sim, permitir que ele seja acionado apenas quando for racionalmente justificado. Porque o ser humano tem a capacidade, graças a seu córtex cerebral, de modular suas reações emocionais impulsivas ou instintivas. No entanto, se o estresse, pelo conjunto de reações físicas que o caracteriza, o prepara para a batalha, nem sempre isso é útil. Em nosso mundo humanizado e civilizado, muitas vezes é mais benéfico e socialmente aceitável adiar essa reação ou manifestá-la de outras formas que não envolvam confronto físico. Essas reações de estresse, que parecem apropriadas ao mundo animal ou ao das sociedades pré-históricas, não são tão adequadas nos dias de hoje (embora falemos de "selva urbana") e, pelo contrário, são vistas negativamente pela sociedade. Com frequência, tornam-se inúteis, incapacitantes e até mesmo prejudiciais. É inútil ficar irritado com uma conta telefônica, é incapacitante ficar atordoado pelo medo diante do chefe a quem você quer pedir um aumento, e é prejudicial querer bater em seu filho que não consegue dormir e o acorda durante a noite. Além disso, se repetidas, essas reações causam fadiga física e mental, em particular alterando o sistema cardiovascular ou imunológico a longo prazo.

Os sinais do estresse

Os sinais físicos do estresse são: aumento da frequência cardíaca e respiratória (para melhorar a oxigenação e ser mais eficiente em caso de luta); dilatação das pupilas (para melhorar a visão em situações de escuridão); aumento da velocidade dos reflexos (para reagir mais rapidamente numa batalha ou para escapar); tensão muscular, causando tremores; aumento da transpiração (para se refrescar e se cercar com o próprio cheiro); vermelhidão da pele (para assustar o adversário); esvaziamento do intestino e da bexiga (para ficar mais leve)... Em suma, o organismo está se preparando para o confronto ou para a fuga. É a liberação de adrenalina no sangue em menos de um segundo que produz todos esses efeitos. Psicologicamente, ocorre um aumento do estado de alerta e o pensamento se concentra no(s) objeto(s) estressante(s), deixando o resto de lado. Vemos uma atitude de retraimento ou, inversamente, de agressividade verbal ou física, agitação ou estupefação (como um animal diante dos faróis de um carro), impulsividade ou contenção (sob a forma de tiques ou TOCs).

Se o estado de estresse se prolonga a longo prazo, ocorre um estado de tensão nervosa e muscular (tanto nos músculos estriados como nos músculos lisos dos órgãos digestivos), dor física, redução do sono (com o objetivo de se manter em estado de alerta), pensamento desorganizado devido a emoções negativas com obsessões ideativas que causam um estado de exaustão física e mental (fadiga, dificuldade de concentração, pesadelos, pensamentos negativos, desinteresse, estado depressivo).

Algumas pessoas, em reação a uma situação estressante ou numa segunda fase após uma reação de estresse, consomem alimentos sem estar com fome. A luta diária contra o estresse é, portanto, um dos principais eixos do combate aos quilos emocionais.

É importante organizar a vida de forma a eliminar ou reduzir as fontes de estresse. Num primeiro momento, é preciso identificar o estado de estresse. Para isso, é necessário estar atento às reações físicas e psíquicas descritas acima. Num segundo momento, identificaremos objetos ou situações estressantes. Podemos anotá-los num caderno ao longo do dia, usando nossa própria escala de zero a dez.

Porque se alguns são comuns a todos (engarrafamentos e estresse relacionado a certas profissões), outros são mais específicos (por exemplo, preocupações com um filho, agora adolescente, traz preo-cupações, porque somos propensos ao estresse ao menor problema). Naturalmente, existem muitas diferenças de pessoa para pessoa no grau de tolerância a cada objeto estressante. E o mesmo indivíduo, confrontado com dada situação de estresse, reage de forma mais ou menos intensa em função das circunstâncias (período de férias, estação do ano, eventos da vida como casamento, nascimento, divórcio, luto, promoção ou demissão etc.) ou da fase da vida em que se encontra (adolescência, meia-idade, menopausa). Diferenciam-se também os fatores estressantes agudos (como uma conta a pagar) dos crônicos (como um conflito recorrente com o cônjuge).

Aqui está o quadro de fatores estressantes de Holmes-Rahe. Para calcular o nível de estresse, é necessário levar em conta apenas os eventos ocorridos nos últimos 24 meses.

Escala de avaliação do estresse	
Morte do cônjuge	100
Divórcio	73
Separação do casal	65
Prisão	63
Morte de alguém da família	63
Acidentes ou doenças	53
Casamento	50
Perda do emprego	47
Reconciliação com o cônjuge	45
Aposentadoria	45
Doença de alguém da família	44
Gravidez	40
Dificuldades sexuais	39

Nascimento de criança na família	39
Mudança de trabalho	39
Mudança em sua condição financeira	38
Morte de amigo próximo	37
Mudança de carreira	36
Mudança na frequência de brigas com o cônjuge	35
Compra de casa de valor alto	31
Término de pagamento de empréstimo	30
Mudança de responsabilidade no trabalho	29
Saída de filho(a) de casa	29
Problema com os sogros	29
Reconhecimento de feito profissional de realce	28
Cônjuge começou ou parou de trabalhar	26
Começo ou abandono dos estudos	26
Acréscimo ou diminuição de pessoas morando na casa	25
Mudanças de hábitos pessoais	24
Dificuldade com o chefe	23
Mudança no horário de trabalho	20
Mudança de residência	20
Mudança de escola	20
Mudança de atividades recreativas	19
Mudança de atividades religiosas	19
Mudança de atividades sociais	18
Compra a crédito de valor médio	17
Mudança nos hábitos de dormir	16
Mudança na frequência de reuniões familiares	15
Mudança nos hábitos alimentares	15
Férias	13
Natal (Reunião, encontro)	12
Recebimento de multas ao cometer pequenas infrações	11

Verifique o total de pontos obtidos para todos os acontecimentos que ocorreram em sua vida nos últimos dois anos.

Se seu total for inferior a 150, você está na média da população. O risco de ter sobrepeso significativo, ou outra doença relacionada com o estresse, é de cerca de 30% ou menos.

Se seu total estiver entre 150 e 300, você corre cerca de 50% de risco de ser propenso a uma doença relacionada ao estresse, como a obesidade por estresse.

Se tiver mais de 300 pontos, tem de 80% a 90% de risco de sofrer uma alteração grave em seu estado de saúde, como variações em seu peso.

O primeiro passo, uma vez determinados os fatores de estresse, é eliminá-los ou se proteger deles. Ao reorganizar sua vida, é possível se proteger de certos fatores estressantes.

Os hiperativos

Algumas pessoas são particularmente sensíveis ao estresse. Os psiquiatras comportamentais referem-se a elas como "tipo A". Na linguagem comum, costumamos dizer que são "estressadas".

São pessoas naturalmente hiperativas, fazendo mil coisas ao mesmo tempo, sem descanso, sempre em ação, em alerta, e que não têm um minuto para si. Muitas vezes são perfeccionistas, impacientes, categóricas e exigentes consigo mesmas, podem facilmente ficar irritadas e preocupadas quando as coisas não saem como planejado. Operando num fluxo intenso de trabalho, elas têm pouca consciência de si mesmas e de seus sinais de alerta, além de poucas reservas emocionais. Estressam-se imediatamente ao menor sinal de problema.

Se você se enquadra nesse perfil, é importante procurar dentro de si as possíveis origens desse comportamento. Do que está tentando fugir ou se proteger com essa postura? Um pequeno tour por suas memórias de infância pode revelar quanto seus pais estavam estressados a ponto de você imitá-los, ou talvez eles tenham sido estressantes, não concedendo um só minuto de descanso. Um trabalho com um psicanalista permite que você se liberte dessa hiperatividade, revelando suas raízes.

Manuelle percebeu que sua hiperatividade remontava à infância. Ela descobriu que tinha nascido depois de a mãe ter abortado um feto feminino aos seis meses de gravidez. Presa em sua dor, que não foi reconhecida como deveria na época, e para se livrar dela, sua mãe idealizou o feto morto e só tinha olhos para ele, sendo o único que ela enxergava através do retrato da filha viva. Mas Manuelle nunca conseguiu viver de acordo com esse ideal da mãe. Ela não sabia muito, mas sentia tudo. Por meio de um perfeccionismo dos mais ardentes, ela nunca deixou de controlar tudo ao seu redor e de ser a melhor em tudo. Isso era explicado tanto por seu desejo de atender às expectativas impossíveis de sua mãe, como também pela necessidade de ser autossuficiente, já que sua mãe deprimida não conseguia proporcionar segurança afetiva suficiente e seu pai investia emocionalmente somente em seus dois filhos, então ela só podia contar consigo mesma. Chegando à idade adulta, sempre perfeccionista e hiperativa, seu sobrepeso era um fator de estresse adicional, porque ela, que queria controlar tudo, não conseguia controlar o corpo que parecia confrontá-la com um peso morto (o peso do feto falecido?) ou como uma criança faminta por falta de afeto.

Foi por meio da descoberta desses nós psíquicos e do acompanhamento psicoterapêutico que Manuelle conseguiu se libertar do peso que recaía sobre ela, de se livrar de seus quilos emocionais (ela perdeu mais de dez quilos) e adquirir um temperamento mais "leve".

Como prevenir o estresse

Se os modos de ação para se proteger são infinitos, assim como as situações de estresse, seu ponto comum é a antecipação, a prevenção do encontro com o elemento estressante. Assim, consultar regularmente o dentista, ginecologista e clínico geral ajuda a prevenir o surgimento de certas doenças. Poupar dinheiro regularmente permite lidar com despesas imprevistas e potencialmente estressantes. Preparar-se para o início do ano letivo durante o verão ou planejar as férias com antecedência evita correrias. O aperfeiçoamento profissional contínuo permite uma recuperação mais rápida em caso de mudanças na empresa.

Imaginar situações estressantes e pensar em formas de preveni-las, remediá-las ou simplesmente se preparar mentalmente para elas previne ou limita o estresse induzido.

No caso de estresse crônico, é preciso esforçar-se tanto quanto possível para se livrar radicalmente das causas dele: pedindo uma mudança de cargo se for impossível conviver com um colega; mudando-se caso o bairro seja barulhento (vizinhos insuportáveis ou vias férreas); desfazendo-se do carro e contentando-se em alugar um, quando necessário; decidindo não visitar mais a família do cônjuge e permitir que ele vá sozinho com os filhos se os sogros forem insuportáveis; consultando um psiquiatra infantil se seu filho for uma fonte constante de preocupação; buscando uma psicoterapia de casal em caso de conflitos conjugais recorrentes ou até mesmo considerar o divórcio. Se essas decisões são inicialmente uma fonte de estresse (caso contrário, teriam sido tomadas de maneira mais fácil), elas trazem liberdade e benefícios a longo prazo.

Quanto aos pequenos estresses agudos da vida cotidiana, é necessário aprender a relativizar e a não fazer uma tempestade em copo d'água.

Relaxar o corpo, fortalecer a mente

Um organismo fragilizado reage de forma exagerada aos eventos estressantes, pois não tem a energia necessária para modular suas reações. Além disso, o estresse tem um impacto ainda mais prejudicial sobre ele. Por conseguinte, convém reforçar os protetores naturais contra o estresse.

O primeiro passo é dar ao corpo tempo suficiente para descansar e relaxar. Ter um bom sono é fundamental para lidar com o estresse diário de modo eficaz. Os horários de trabalho podem limitar a possibilidade de acordar tarde, por isso não temos escolha a não ser aprender a ir para a cama mais cedo a fim de ter uma média de sete a oito horas de sono por noite. Ainda mais porque o sono matinal, durante as horas extras de sono do fim de semana, é menos restaurador. Elimine a televisão no quarto, a ingestão de estimulantes após as cinco da tarde, banhos quentes e atividades intensas antes de se deitar. Assegure o isolamento acústico e um ambiente escuro no quarto. Corte os calmantes sem orientação médica, diminuindo as doses de maneira gradual. A dieta também deve ter sua proporção de vitaminas e sais minerais. Respeite o ritmo de descanso de dois dias por semana. Reserve um momento de lazer que você aprecie pelo menos uma vez por semana como uma prioridade, e não como uma atividade supérflua relegada a segundo plano após todas as tarefas profissionais e domésticas.

Sabe-se que a atividade física regular é um poderoso agente desestressante graças à liberação de endorfinas que ela provoca, e a sua ação no sistema cardiovascular (incluindo a redução da pressão arterial a longo prazo). Além disso, é possível agir por meio de técnicas relaxantes que acalmam e aliviam o corpo, mas que também ajudam a ganhar controle sobre o corpo para lidar melhor com as reações ao estresse. (Ver intertítulo "Relaxar", na p. 137)

Se as relações humanas são uma fonte de estresse, é possível fortalecer a mente agindo com base na autoconfiança e na assertividade.

132 QUILOS EMOCIONAIS

Gerenciar o tempo

Um fator de estresse comum a um grande número de pessoas é a complexidade da gestão do tempo. "Não tenho tempo" se tornou um verdadeiro mantra que não diz respeito apenas aos executivos, longe disso. Essa dificuldade de organização proporciona quilos emocionais em conexão com o estresse acumulado, mas também influencia diretamente o comportamento alimentar, que vê sua organização temporal ser perturbada. A aceleração do ritmo de vida leva cada vez mais pessoas a comerem em movimento, com pressa, sem poderem fazer uma refeição adequada. Pode-se pensar que essas pequenas porções, sanduíches, comidas de micro-ondas ou outros fast-foods, manteriam um peso estável. No entanto, hoje sabemos que, pelo contrário, elas aumentam a ingestão de calorias: nem sempre são porções "pequenas", muitas vezes são ricas em carboidratos ou gorduras que só saciam temporariamente a fome e são consumidas sem prazer. Por outro lado, reservar um tempo para fazer refeições equilibradas limita o ganho de peso a longo prazo.

Aprender a gerir o tempo é, portanto, essencial não apenas para limitar o estresse, mas também para garantir que a alimentação não se resuma apenas ao consumo de alimentos.

Para começar, seja de papel ou eletrônica, você precisa de uma agenda. Não estou me referindo apenas a uma agenda profissional, mas a uma *agenda de vida* em que será registrado o tempo de trabalho, mas também as demais atividades: sono, refeições e um tempo mínimo para atividades físicas, que devem ser consideradas essenciais. Anote, hora a hora, durante duas semanas, tudo o que você faz para ter uma visão precisa de todas as suas tarefas diárias e da proporção temporal de cada área (trabalho, sono, lazer, vida familiar, tarefas diárias etc.).

Em seguida, considere apenas os compromissos que são absolutamente indispensáveis. No trabalho, por exemplo, pode haver reuniões em que sua presença é obrigatória, mas também pode haver outras em que você pode se ausentar ou até mesmo questionar sua participação através de negociação. Sem monitoramento rigoroso, obrigue-se a não permanecer muito tempo no trabalho sem necessidade, ainda mais nas horas em que ninguém está lá para notar sua presença e esforço – essa noção de visibilidade é importante porque, além do trabalho realizado, também somos avaliados por nossa presença. Por exemplo, tire férias ao mesmo tempo que os outros, caso contrário, as pessoas terão a impressão subjetiva de que nunca o veem.

A redução ocorre numa segunda etapa. Ao comparar as duas agendas, identifique o que pode ser eliminado ou reduzido (por exemplo, espaçar sua participação em determinada reunião a cada duas semanas, delegar tarefas domésticas ao filho mais velho). Remover ou aliviar certas tarefas, sobretudo se você for responsável por elas há muito tempo, é a parte mais difícil do processo. Comece com o que parece mais fácil. Recorrer à negociação, ao compromisso, mas também à firmeza será necessário. Em qualquer caso, isso exigirá assertividade ao expressar solicitações ou ao formular recusas.

Apelar aos especialistas

Vimos que muitas fontes de estresse são comuns a todo mundo, mas que cada um tem suas próprias fontes de estresse. O mesmo acontece com os mecanismos de defesa contra o estresse: se existem alguns comuns, que acabamos de ver, em particular no que diz respeito aos estresses relacionais (que funcionam tanto no trabalho como em casa ou noutros lugares), cada um tem suas próprias estratégias, mais ou menos eficazes, para se proteger ou se recuperar. Será necessário identificar e desenvolver essas estratégias, se possível.

Algumas pessoas podem desempenhar um papel importante nesse processo: os *especialistas*. São membros de nosso círculo social que nos fazem bem. Essas pessoas são tranquilas, nos ajudam a encontrar conforto e soluções para os problemas diários e não são fontes de estresse. Elas nem sempre são pessoas próximas, mas podem ser vizinhos, parentes distantes, colegas, profissionais (como seu médico), entre outros. É importante identificá-las entre todas as pessoas que nos rodeiam e reservar momentos para estar com elas, reduzindo efetivamente o tempo gasto com pessoas nocivas, prejudiciais e estressantes. É também importante preservar o vínculo com elas, ou mesmo fortalecer os laços com essas pessoas, oferecendo-lhes o máximo possível de coisas positivas em troca da ajuda que recebemos (mesmo que seja apenas por meio do reconhecimento). Pois, paradoxalmente, não é com os indivíduos que mais nos fazem bem que mantemos contato. Além disso, nem sempre são elas que escolhemos como nossos cônjuges. Devido a padrões de comportamento ou repetições de relacionamentos passados, para não mencionar comportamentos às vezes quase masoquistas, por vezes ficamos presos em redes de relacionamentos que nos estressam e que sobrecarregam nosso desenvolvimento.

Melhorar a comunicação consigo mesmo

As dificuldades de relacionamento são uma das principais fontes de estresse, especialmente quando confrontamos agressão ou manipulação de outras pessoas. Podemos atenuar essas dificuldades melhorando nossas habilidades de comunicação (consulte as técnicas de autoafirmação no capítulo 12).

Mas, seja qual for a pressão do ambiente, o estresse também resulta da má comunicação consigo mesmo. Diante de uma situação que envolve várias pessoas, cada uma a viverá de maneira diferente, pois reage emocionalmente de modo singular, segundo sua própria análise e reações emocionais.

Somos desiguais na forma como interpretamos, avaliamos e julgamos fatos, relacionamentos e situações que ocorrem, assim como em nossa reação a eles. Aprender a controlar nossos próprios pensamentos ajuda a gerenciar o estresse decorrente dessas representações mentais. Para isso, é necessário analisar os pensamentos que acompanham cada situação estressante. Como fizemos ao identificar cada emoção que precede o desejo de comer, devemos registrar os sentimentos e pensamentos diante de uma situação considerada estressante. Conhecer os mecanismos de pensamento potencialmente estressantes nos permitirá frustrá-los quando surgirem. Aqui estão os principais:

- A *personalização* é uma mudança de pensamento na qual atribuímos sistematicamente a nós mesmos a responsabilidade pelos problemas presentes ou passados. Por exemplo, acreditamos que o riso ouvido ao passar no meio de uma multidão é uma risada zombeteira destinada a nós. Essa forma de pensar revela um sentimento de culpa contínuo e uma forma de egocentrismo, pois acreditamos ser a causa de todos os fatos negativos.

- A *maximização* atribui importância excessiva a certos fatos e torna-os uma fonte de estresse; enquanto a *minimização* desvaloriza os acontecimentos positivos. Por exemplo, quando o chefe apresenta a avaliação anual, Nathalie só se fixa numa única crítica, ignorando vários elogios.

- A *generalização* é uma desordem do raciocínio, em que construímos uma regra geral a partir de um evento isolado. Por exemplo, se cedermos a um sorvete, concluímos que somos incapazes de manter uma dieta.

- A *abstração seletiva* leva a recordar apenas parte de uma situação global para chegar a uma conclusão.

- A *inferência arbitrária* é uma falha de análise ou de síntese que leva a uma conclusão ilógica ou irracional a partir de uma situação. Por exemplo, Helena e outras colegas foram

136 Quilos emocionais

solicitadas a aumentar sua produtividade; Helena concluiu que seus superiores queriam se livrar dela porque ela é obesa.

- A *clivagem* analisa qualquer situação de forma binária, em termos de coerção ou "tudo ou nada". Por exemplo, se uma pessoa não está totalmente ao meu lado, é porque está contra mim.

Olhar para seus pensamentos com distanciamento

Olhar com distanciamento para seus padrões de pensamento consiste em adotar uma perspectiva distanciada em relação a si mesmo e observar suas reações mentais como se fossem as de outra pessoa. Isso permite uma análise mais objetiva, o que permite contrariar o mecanismo de personalização. A ideia é identificar, pensamento por pensamento, aqueles em que só vemos o copo meio vazio em vez do meio cheio, reconhecendo que nem tudo é preto ou branco, que não somos o centro do mundo, que não devemos tirar conclusões precipitadas e que há diferentes pontos de vista possíveis a explorar. Em vez de ruminar sobre um pensamento estressante, ou seja, "remoê-lo" sem avançar ou chegar a uma conclusão, é melhor analisar suas conclusões em etapas: em cada nível, é importante examinar as diferentes perspectivas possíveis. Por exemplo, se alguém ri atrás de você, é comum pensar que estão rindo de você. Mas por que de você, e não dos outros? Quais são as provas de que se trata de uma risada zombeteira direcionada a você? Como pode afirmar que é a você que ela se destina? O que em você motivaria essa risada? Você é o único na multidão que se destaca dessa forma? Mesmo que fosse o caso, você deveria realmente se culpar ou se entristecer por isso? O que essas pessoas significam para você? Isso é tão grave assim? A imagem que tem de si mesmo precisa depender desses desconhecidos? Cada um de nós tem suas próprias crenças, muitas vezes enraizadas desde a primeira infância, nas quais pensamentos estressantes se consolidaram. É preciso cavar fundo dentro de si mesmo, detectar e desenterrar esses pensamentos para se livrar deles ou, pelo menos, ser menos influenciado por eles. Por exemplo, a ideia de que há coisas que não podem ser mudadas e que estão "escritas" pode levar à crença de que estamos destinados a permanecer acima do peso durante toda a vida. Ou, em casos de perfeccionismo excessivo, podemos pensar que uma vida bem-sucedida é uma vida sem erros. Para mudar a maneira de pensar, é preciso tempo. E se esses pensamentos estão arraigados demais para que um trabalho pessoal seja suficiente, a ajuda de um psicólogo ou psiquiatra é bem-vinda.

Relaxar

Se podemos agir sobre nossos pensamentos e modificá-los, também é possível esvaziar nossa mente para liberar nosso corpo do estresse. Esse é o princípio do relaxamento, que visa aliviar o corpo das consequências do estresse, isolando-o. Para ilustrar esse princípio de ação, note que, se o estresse se resumisse a um ruído, o relaxamento não o faria desaparecer, mas instalaria temporariamente uma dupla camada de isolamento. O cérebro está em constante conexão com o corpo e se torna o porta-voz do que analisa. Assim, quando o cérebro, por meio dos sentidos, detecta uma ameaça, a amígdala, a área do cérebro em que o comando das emoções está localizado, ativa-se e sentimos medo. Mensagens são enviadas pelo sistema nervoso (medula espinhal, sistema simpático), desencadeando um aumento da frequência cardíaca e respiratória, além de contração dos músculos. Quando a ameaça desaparece, a amígdala é desativada e as mensagens, desta vez usando a via parassimpática, levam a uma sensação de alívio no corpo.

138 Quilos emocionais

O relaxamento é um método antigo e comprovado para desatar os nós de nossa mente e, portanto, conter a fabricação de quilos emocionais. Cada cultura e época têm seu próprio método (meditação budista, transcendental, ioga, visualização). O objetivo dessas diferentes técnicas é interromper a irrupção de pensamentos que mantêm o estresse e iniciar o processo de relaxamento fisiológico do organismo. Esse relaxamento não é apenas subjetivo, pois observamos a baixa da frequência cardíaca, a diminuição da frequência respiratória, a redução do nível de cortisol e um relaxamento muscular.

Aprender a respirar

O primeiro passo é se conscientizar de sua respiração, algo que geralmente fazemos no automático. A respiração é um meio de expressão emocional. Assim, expiramos quando rimos, e inspiramos quando choramos. É um mediador entre o corpo e a mente. Trata-se também de aprender a respirar, porque geralmente expiramos de forma insuficiente. A natação é um bom exercício para desenvolver essa consciência respiratória. Caminhar também é benéfico, desde que se faça alguns exercícios ao mesmo tempo, como respirar e caminhar de forma ritmada (por exemplo, uma expiração a cada três passos). Na ginástica, aprendemos a inspirar sem contrair a parte superior do corpo e a expirar relaxando as omoplatas e se concentrando no diafragma. A prática do canto também é excelente para dominar todos os fluxos de ar dentro de nós. A prática de ioga é outra boa maneira de estar atento aos diferentes músculos responsáveis pela respiração e aprender a controlá-la. Existem também outros métodos semelhantes, como o Qigong, uma prática chinesa ancestral focada na postura e na respiração. Outro pré-requisito útil antes de entrar em técnicas de relaxamento, e complementar ao trabalho respiratório, é a massagem em seus diferentes tipos (o *palper-rouler*, a massagem com óleos essenciais, tailandesa ou californiana, com pedras). Seu benefício comum, graças ao toque do massagista, reside na consciência do próprio corpo, das áreas de sensibilidade, mas também na descoberta de áreas do corpo que negligenciamos e esquecemos, porque costumamos falar pouco sobre elas (pois são pouco sensíveis e pouco estimuladas). A reflexologia, por exemplo, é uma prática com raízes milenares que se baseia na teoria de que cada zona reflexa do pé corresponde a uma função específica do corpo humano (como digestão e respiração). Ao massagear essas áreas do pé, podemos estimular funções específicas.

Diferentes técnicas de relaxamento

A prática regular de exercícios de relaxamento permite obter resultados cada vez mais completos. Cada sessão dura em média de quinze a vinte minutos.

A *respiração rítmica* envolve diminuir o ritmo da respiração e torná-la mais ampla e profunda. Concentramo-nos em cada inspiração e expiração, contando até cinco para garantir a duração e regularidade dos ciclos respiratórios. Quinze minutos por dia podem ser suficientes.

O *treinamento autógeno* envolve se isolar de qualquer ruído e luz externa antes de respirar profundamente, visualizando toda sua anatomia. Então nos concentramos nos músculos do corpo. Nos diferentes grupos musculares, primeiro imaginando-os como muito pesados, depois, numa segunda etapa, relaxando-os progressivamente. Entre essas representações, também podemos imaginar o ar entrando e saindo dos pulmões. Se ocorrerem ruídos externos, podemos imaginá-los passando pelo corpo como se este fosse poroso ou feito de matéria celestial. Finalizamos o exercício imaginando um calor no plexo solar, que, em seguida, se difundirá por todo o corpo.

O *relaxamento progressivo* também se concentra nos músculos, que são individualizados mentalmente e alternadamente contraídos e relaxados. Isso permite adquirir uma consciência mental dos diferentes pontos de tensão do corpo. Para cada grupo muscular, repetimos as contrações duas vezes, enquanto expiramos profundamente durante o relaxamento. Começamos pelos pés e, em seguida, avançamos pelos tornozelos, panturrilhas, coxas, nádegas, abdômen (contraindo os músculos abdominais e inspirando pelo abdômen), costas (esticando as omoplatas para trás), ombros (contraindo-os no pescoço), pescoço (abaixando o queixo), mandíbula, testa e, por fim, as pálpebras.

As técnicas de meditação o convidam a se concentrar profundamente num objeto, um som, uma música ou uma imagem para limpar a mente de outros pensamentos. A *técnica do imaginário mental* consiste em contemplar cenas, vividas ou inventadas, particularmente relaxantes em sua imaginação.

O princípio comum dessas diferentes técnicas consiste em deixar de lado a realidade física do corpo e suas restrições para deixar a mente fluir e evoluir por meio de várias visualizações. À medida que estamos deitados e passivos, pouco a pouco a sensação de peso diminui. A percepção dos limites externos do corpo se torna menos clara. O objetivo é se desconectar da massa corporal, escapar do corpo, se desmaterializar, ser apenas um espírito puro.

Muitas religiões têm a ideia de uma entidade "incorporada" que chamamos de "alma" ou "espírito". Seja qual for o método escolhido para relaxar, ele oferece a possibilidade de se aproximar, ver ou até mesmo capturar a imagem inconsciente do próprio corpo e, para aqueles mais bem-sucedidos nessa área, de controlá-la.

Os mestres na prática do relaxamento sabem controlar suas funções fisiológicas: abrandar o ritmo cardíaco e o gasto energético, e regular o peristaltismo intestinal,[*] em suma, dominar o sistema nervoso vegetativo, que controla os órgãos moles (normalmente controlamos de modo consciente apenas os músculos estriados, chamados de "motores").

---

[*] As contrações do intestino que fazem os alimentos avançarem.

Para fazer em casa

Seremos mais modestos insistindo, entre as técnicas de relaxamento, na visualização. Isole-se numa sala silenciosa, tomando o cuidado de cortar todas as possíveis fontes de perturbação (o telefone em particular). Deite-se num colchão ou numa banheira com água quente, num ambiente com pouca luz. Deixe sua mente vagar, como se você estivesse num ônibus ou trem e observasse a paisagem.

Se isso não acontecer espontaneamente, passe para a segunda etapa, que consiste em recuperar memórias de infância e em se observar, por exemplo, correndo nos campos ou sonhando na sala de aula. Em seguida, represente-se como é hoje em todas as situações de seu dia a dia, de manhã à noite. Tente fazer desfilar diante de seus olhos, numa tela imaginária, todas as cenas do dia, como se estivesse sendo filmado por uma câmera de *reality show*. Inicialmente, observe-se sem tecer comentários ou congelar a imagem, para que você possa ver um dia típico em sua totalidade. Em seguida, volte ao início e comente sua atitude em cada uma das cenas, como se fosse outra pessoa, e não hesite em detalhar certas situações.

O objetivo é se distanciar visualmente de si mesmo. Então imagine, para cada situação, a atitude que você gostaria de ter para atender a suas verdadeiras necessidades e desejos. Por exemplo, quando seu superior o repreender, em vez de se consolar com uma barra de chocolate, imagine-se refletindo sobre a validade da repreensão, explicando suas razões, admitindo que errou ou defendendo seu ponto de vista e, por que não, reagindo emocionalmente, chorando ou gritando. Depois de fazer isso várias vezes, passe a dias específicos para analisar as palavras, respostas, escolhas, os fatos, para compará-los com o que poderiam ter sido se você realmente tivesse se ouvido.

Tratamento do estresse por coerência cardíaca

Entre as técnicas mais recentes de combate ao estresse, uma delas vem diretamente do continente americano, mas parece ser, em grande parte, inspirada por técnicas de relaxamento centenárias: é o tratamento pela coerência cardíaca.

Esse método estadunidense foi inicialmente utilizado na cardiologia para limitar o impacto do estresse na evolução de doenças cardiovasculares. O estresse tem um impacto na frequência e no ritmo cardíacos, e esse método, ao atuar sobre estes últimos elementos, permite manter o controle resistindo à pressão do estresse.

O estresse, como vimos, tem sua origem no acúmulo de frustrações repetidas, expectativas insatisfeitas e na discrepância entre como um evento é percebido como neutro pelos outros e como nós mesmos o percebemos. Essa discrepância leva a uma inconsistência fisiológica ao nos referirmos ao histórico emocional, o que significa que reagimos a cada uma dessas situações com uma cascata emocional específica e comportamentos estereotipados. O método da coerência cardíaca tem como objetivo romper essa reação em cadeia que nos aprisiona.

De acordo com esse método, o coração é considerado um cérebro emocional próprio. É um órgão que tem vida própria e induz movimentos emocionais no corpo por meio dos sistemas nervoso simpático e parassimpático. Também atua por meio da liberação de hormônios como a oxitocina e o peptídeo natriurético atrial, que atuam no equilíbrio emocional.

O sistema nervoso simpático e o sistema nervoso parassimpático são dois sistemas nervosos autônomos. Ou seja, eles não estão sob o controle consciente do cérebro, mas estão conectados à zona emocional dele, o sistema límbico. Eles também exercem o controle e o retrocontrole do sistema vegetativo, ou seja, de todos os órgãos (como movimentos intestinais e secreções dos diferentes órgãos) assegurando nosso equilíbrio fisiológico.

O sistema nervoso simpático aumenta a frequência cardíaca, a pressão arterial, contrai os vasos sanguíneos, dilata as pupilas, os brônquios e estimula a produção de hormônios de estresse (cortisol). Por outro lado, o sistema nervoso parassimpático diminui a frequência cardíaca, acalma e economiza energia do organismo, colocando-o em estado de repouso.

O método da coerência cardíaca se baseia na variabilidade do ritmo cardíaco, medindo o intervalo entre dois batimentos cardíacos. Esse ritmo pode revelar-se caótico ou aleatório sob o efeito da raiva, por exemplo, ou da ansiedade. Por outro lado, ele é coerente e ordenado quando sentimos emoções positivas, bem-estar, serenidade, compaixão, reconhecimento, afeto e amor mútuo. Nosso estado emocional e a variabilidade da frequência cardíaca estão, portanto, interligados. Conseguir administrar o ritmo cardíaco é uma das formas de lidar com o estresse. O objetivo é restabelecer o equilíbrio entre o cérebro emocional e cognitivo com o coração, a fim de limitar o impacto do estresse.

Esse método pode ser resumido em quatro etapas:

- A primeira consiste em identificar os sinais de estresse em si mesmo: irritabilidade, agitação, tiques, unhas roídas, ruminações verbais e compulsão alimentar.
- A segunda está focada no coração: concentramos nossa atenção nesse órgão, representando-o visualmente e colocando a mão sobre ele, se necessário.
- A terceira etapa é manter a atenção no coração e controlar sua frequência mentalmente. Imagine, por exemplo, que ele infla como os pulmões quando você inspira, e que esvazia quando você expira

    Vamos resumir na prática essas três primeiras etapas: sente-se ereto numa cadeira, pernas descruzadas, uma mão no coração e a outra na barriga, de olhos fechados. Inspire pela barriga por cinco segundos e depois expire lentamente enquanto imagina o ar entrando no coração. Isso perfaz um total de seis respirações por minuto.

- A última etapa consiste em se recordar de algo muito bom, que seja capaz de alegrar o coração, e guardar essa memória, saboreando-a para prolongar o efeito positivo.

Faça isso uma média de nove minutos por dia, mas idealmente divididos em três etapas de três minutos ao longo do dia. Isso permite limitar o impacto do estresse no coração, regulá-lo, manter a coerência cardíaca e, consequentemente, aumentar a tolerância emocional geral.

Existem programas de software que permitem treinar essa técnica. Sensores conectados ao dedo indicador coletam dados biométricos (como a frequência cardíaca), que são traduzidos em gráficos para acompanhar as variações em função dos pensamentos e emoções que se busca controlar.

O SONO ALIMENTA

Dormir o suficiente e um sono de boa qualidade é essencial para alcançar o equilíbrio emocional e, assim, limitar o ganho de quilos emocionais. A falta de sono favorece a ansiedade, transtornos depressivos, irritabilidade, impulsividade e fragilidade ao estresse (em particular afetando a liberação de cortisol).

A carência de sono também implica o risco de desequilibrar o comportamento alimentar, interrompendo a liberação de hormônios que regulam o apetite, como a leptina e a grelina. A leptina, que faz desaparecer a sensação de fome, é liberada especialmente à noite. Por outro lado, a grelina, que abre o apetite, é liberada principalmente em estado de vigília. Assim, em caso de falta de sono, a liberação dela será maior que a da leptina e, portanto, teremos mais apetite, em especial por alimentos doces. Isso é explicado pelo fato de que o corpo provavelmente procura compensar a falta de energia relacionada à falta de sono por uma ingestão calórica adicional. Assim, o provérbio "O sono alimenta" diz uma verdade: sono suficiente permite sentir menos fome, como se estivéssemos satisfeitos com um bom jantar, mas sem ganho de peso.

Ao arrumar a cama, deitamos

A arrumação do quarto é o primeiro passo. Para garantirmos que ele beneficie um bom isolamento sensorial podem ser necessárias janelas com vidros duplos para se proteger dos ruídos externos, por exemplo. O isolamento da luz também é importante e pode ser útil investir em cortinas blecaute ou em persianas. Não hesite em usar também máscaras para os olhos e tampões para os ouvidos. Manter uma temperatura agradável no quarto, em torno de 20°C, é essencial. Considere também a possibilidade de isolamento térmico ou o uso de um climatizador à base de água.

O layout do quarto deve ser projetado de acordo com suas necessidades. Algumas pessoas dormem melhor num "casulo", num quarto estreito repleto de móveis ou enfeites, enquanto outras preferem um espaço amplo e vazio. A escolha da decoração também desempenha um papel importante. Cores suaves, como azul, branco ou lilás, são conhecidas por promover um ambiente mais tranquilo. No entanto, o simbolismo das cores pode variar de acordo com as experiências pessoais. Uma opção mais pessoal, em especial para aqueles cujo olfato é um sentido fundamental, é o uso de um difusor de odores com preferência pelas fragrâncias naturais. Além disso, é importante garantir que a roupa de cama seja trocada regularmente, ainda mais se o colchão estiver muito velho (mais de dez anos) ou desconfortável (muito duro ou muito mole). Pode-se também pensar no *feng shui*, que propõe um arranjo específico do ambiente, em particular em relação à posição da cama, para influenciar a mente e melhorar o sono.

Estilo de vida e rituais

É importante reduzir gradualmente o uso de hipnóticos sem orientação médica. Mesmo que sejam substituídos inicialmente por chás de ervas (como camomila, flor de laranjeira, valeriana ou espinheiro), porque, por mais eficazes que sejam, não proporcionam um sono tão repousante quanto o natural, e podem afetar os ciclos do sono. Além disso, muitas vezes esses medicamentos causam dependência.

Problemas clínicos podem afetar a qualidade do sono. É o caso da sinusite crônica ou, principalmente, da apneia do sono, que causa pausas respiratórias e microdespertares. Elas são mais comuns em pessoas com sobrepeso. Além da perda de peso, existem tratamentos disponíveis, como o uso de um aparelho no rosto para dormir, ou uma intervenção cirúrgica na úvula, localizada no fundo do palato.

Antes de ir para a cama, permita-se pelo menos uma hora de relaxamento durante a qual não se deve trabalhar nem se envolver com afazeres domésticos ou profissionais. Deixe tudo para o dia seguinte. Dedique esse tempo a atividades simples e prazerosas. É uma oportunidade para demonstrar afeto a seu parceiro, pois a atividade sexual é um poderoso relaxante. Por outro lado, evite o consumo de álcool, que pode inicialmente relaxar, mas promove despertares noturnos e prejudica a qualidade do sono. Da mesma forma, um banho quente não é indicado (paradoxalmente, prefira um banho frio), porque ele tende a despertar após o relaxamento inicial. Claro, é preciso eliminar a ingestão de estimulantes, como chá ou café, após às cinco horas da tarde. Evite comer refeições pesadas pouco antes de se deitar.

Algumas pessoas, como as crianças, precisam de algum tipo de ritual para dormir que inclua, por exemplo, escovar os dentes, aplicar um creme noturno, fazer uma verificação das portas, usar algumas gotas de perfume, ler algumas páginas de um bom livro ou ouvir uma música específica. Essa ritualização prepara a mente para o encerramento das atividades diárias e para a ativação do processo de adormecimento.

Também é melhor não usar muito a cama para outra coisa que não seja dormir. Evite trabalhar ou comer nela para que ela seja associada diretamente ao sono ou ao sexo em nossa mente.

Deve-se retirar a televisão do quarto, porque ela pode nos levar a ficar acordados até tarde: as imagens da televisão são um mau sonífero, mesmo que acabemos por adormecer de cansaço diante dela. Na verdade, elas são geralmente estimulantes, e alguns programas podem causar estresse noturno por meio de pesadelos. Sem mencionar que a televisão no quarto conjugal pode afetar a intimidade do casal. O amor, por sua vez, é o melhor dos soníferos.

Se você não pode ficar sem imagens para dormir, dê preferência a um determinado programa. Em vez de zapear sem parar, escolha um programa específico, de preferência gravado e uma ficção em vez de programas de notícias, que podem estimular a mente e causar ansiedade.

Mudar a maneira de olhar para o sono

É importante considerar que durante o sono você não está de forma alguma inativo. Durante a noite, o cérebro coloca os pensamentos em ordem. É um trabalho de classificação, de triagem, de memorização, mas também de processamento das emoções do dia. Também ocorrem diversas liberações que garantem reparações corporais de todos os tipos. Um bom equilíbrio emocional, regulação do humor e desenvolvimento de mecanismos de resposta aos estresses do dia são colocados em prática durante o sono. O processo de adormecer e a manutenção do sono não se resumem apenas a suspender o estado de consciência, mas envolvem a ativação de mecanismos controlados pela formação reticular, localizada no tronco cerebral (parte posterior e inferior do cérebro).

Além das diferentes técnicas propostas, é importante mudar sua visão geral do sono. Muitas vezes, hoje em dia, o sono é encarado como uma perda de tempo. Ele parece restritivo num momento de hiperatividade em todas as áreas, como os castigos dados a crianças: sem acesso à televisão, elas devem ir para a cama mais cedo. É hora de redescobrir o prazer de dormir e mergulhar em nosso mundo interior, o mundo dos sonhos.

8

Como evitar que nossas emoções nos façam comer

A emoção é um fenômeno breve que ocorre essencialmente no corpo e que agita, de modo secundário, os pensamentos. As três principais emoções negativas são tristeza, medo e raiva. O sentimento é a rotulagem da emoção pelo cérebro. Por exemplo: "Estou sentindo raiva". Muitas vezes, o sentimento é mais específico: sentimento de abandono, de incompreensão... O sentimento é um pensamento.

A desigualdade entre homens e mulheres em sua relação com as emoções é amplamente destacada. Para mim, isso deveria ser relativizado, sobretudo porque essa diferença varia de uma cultura para outra. Quer essas diferenças estejam relacionadas a razões educativas ("Meninos e meninas são criados de forma diferente"), culturais, hormonais ou genéticas, isso implicaria que existem diferenças entre os dois sexos no que diz respeito aos quilos emocionais. Será que eles estão mais presentes nas mulheres? Até agora, nenhum estudo prova isso. O que podemos afirmar é que seus modos de aquisição diferem. Assim, alguns transtornos do comportamento alimentar são mais femininos, como a bulimia. O que é geralmente relatado, mas discordo, é que as mulheres são mais propensas a expressar suas emoções, porém menos propensas a controlá-las.

150 Quilos emocionais

Vamos analisar algumas emoções fundamentais, para estudar o impacto delas no peso e como gerenciá-las, sem estabelecer diferenças entre os sexos.

O medo

O medo é uma emoção em geral sentida em resposta a um perigo físico, afetivo ou mental, presente ou futuro, real ou potencial. Pode ser desencadeado por perigos imaginários, como em várias fobias. Hoje sabemos onde a área que ativa o medo está localizada no cérebro, e que inclui as amígdalas – não aquelas que são facilmente removidas do palato, mas um conjunto de gânglios localizados nos lobos temporais do cérebro.

Existem fatores que podem causar medos em todos, e que provavelmente estão inscritos geneticamente, como o medo do desconhecido que existe em todos os mamíferos. O medo está associado, assim como outras emoções, a expressões faciais reconhecíveis. Podemos sentir medo por nós mesmos ou por empatia, assim como outras emoções, pelos outros. Podem despertar o medo seres vivos, objetos, pensamentos voluntários ou involuntários (sonhos), conceitos (morte ou mesmo o medo de ter medo: fobofobia), situações, ambientes e tudo o que pode ser captado de forma sensorial.

A ausência permanente de medo é considerada uma patologia, porque pode ser perigosa para o próprio indivíduo. Na verdade, o medo é útil. É um fator de proteção, incentivando a prudência e a moderação em tudo, incluindo os comportamentos alimentares. No entanto, se for muito intenso e permanente, ele leva a pessoa a se retrair, a se isolar e, eventualmente, ao ganho de peso. Ele não deve ser um obstáculo à abertura aos outros, às novas experiências, à curiosidade e à criatividade. Se for esse o caso, temos de agir em relação a isso, bem como em nós próprios, para reduzi-lo.

A falta de autoestima favorece momentos de medo, uma vez que a pessoa não se sente capaz de enfrentar os vários perigos. Mas a autoestima muito alta, naqueles que têm seus pensamentos preocupados apenas consigo mesmos, também representa um fator de risco. Pessoas "paranoicas" ou "megalomaníacas" tendem a imaginar que são alvos de todas as ameaças do mundo. Um medo constante ou repetidos ataques de medo favorecem a produção de quilos emocionais, pois a ingestão de alimentos (com a qual a ingestão de álcool está possivelmente associada, sendo usada desde o início dos tempos como ansiolítico) é uma forma de aliviar a ansiedade, que é a manifestação física do medo. Além disso, vimos que se isolar também gera uma recorrência à comida.

Como o medo age sobre o peso

Entre os medos, o de engordar deveria teoricamente levar à perda de peso. No entanto, como acontece com qualquer medo, ele pode resultar no desenvolvimento de quilos emocionais, bem como em comportamentos alimentares inadequados, pois o medo não é um conselheiro melhor do que a raiva.

Há medos que intervêm diretamente no comportamento alimentar, levando a comer em excesso ou, pelo menos, a não perder peso. Trata-se de medos associados a pensamentos errôneos profundamente enraizados na psique. Aqui estão alguns exemplos: o medo de se tornar atraente ao emagrecer, associado ao medo de competir, por exemplo, com irmãs ou com o medo de um encontro romântico e sexual; o medo de que a perda de peso cause problemas de saúde, refletindo as ansiedades da figura materna protetora; o medo de passar mal ou passar fome se não comer o suficiente; e, em casos extremos, o medo de morrer de fome.

Como combater o excesso de medo

Que conduta adotar? Trata-se de identificar os fatores que desencadeiam o medo e evitá-los, ou aprender a lidar com eles. Às vezes, é necessário modificar seu estilo de vida (se mudar, afastar-se de certas pessoas, divorciar-se ou trocar de emprego) para limitar a influência desses fatores.

O medo é por vezes salutar para o controle do peso, quando é canalizado para a exploração, iniciativa e interação com os outros, em busca de uma forma de proteção que seja o exato oposto do isolamento.

A melhor maneira de se livrar do medo é enfrentá-lo. Se ele o ameaça, confronte-o mentalmente. Para não ter medo de ficar sozinho, por exemplo, aceite essa ideia: aprenda a viver de forma independente. Imagine sua agenda, seus hobbies, suas novas prioridades. Você ficará surpreso ao descobrir que a vida sempre pode ter significado, que você não está em grande perigo e que não precisa criar uma presença comendo por dois. Além disso, você nunca se sentiu sozinho mesmo estando rodeado de pessoas?

"Quando meu marido morreu", conta Olivia, "eu pensei que não seria capaz de lidar com a situação. Eu o conheci quando era jovem, criei meus filhos, mas nunca tinha trabalhado. Graças a uma amiga, encontrei uma vaga numa editora, na qual revelei qualidades e conhecimentos que nem imaginava ter."

"Quando era casada", declara Severina, "eu me escondia atrás do meu marido. Nos meios sociais, ele monopolizava as conversas. Eu era vista como uma pessoa desinteressante. Depois de nossa separação, não tinha ninguém atrás de quem me esconder, por isso tive de me expor e fiquei surpresa ao descobrir que conseguia captar a atenção das pessoas. Em contrapartida, as pessoas ao meu redor me consideravam de forma diferente – algumas até me disseram que não imaginavam que eu era tão interessante."

Existem terapias em caso de medo crônico. Assim, as terapias comportamentais propõem exposições graduais no tratamento de fobias, a fim de criar um hábito e descondicionar o medo. Por exemplo, no caso do medo de cachorros, o terapeuta pode instruir o paciente a imaginar a presença do animal e, gradualmente, acostumá-lo a ver fotos de cachorros, depois vê-los pessoalmente, mas a certa distância, e, finalmente, aproximando-se cada vez mais. A isso se acrescentará o aprendizado de técnicas para lidar com a ansiedade de forma geral. As terapias psicanalíticas, por outro lado, atacam as origens do medo e o significado oculto que ele tem na história pessoal, com o objetivo de desalojá-lo de maneira mais profunda.

A TRISTEZA

Peça central da depressão, a tristeza, às vezes, não é aparente em depressões mascaradas (por exemplo, aquela que é expressa apenas por transtornos psicossomáticos, como o ganho de peso), mas também existe fora da depressão. A tristeza é uma emoção simples, transitória ou que se instala ao longo do tempo. Ela decorre de uma falta ou uma perda, que pode ser real, imaginária ou simbólica. Podemos ter perdido um amigo, um animal de estimação, o emprego, uma ilusão, um ideal ou simplesmente nossa energia temporária. As fadigas física e mental, juntamente com a falta de sono, são fatores que contribuem para a tristeza. Há, então, uma diminuição das capacidades de bem--estar, porque a tristeza impulsiona ao isolamento e à necessidade de descanso quando há fadiga.

Às vezes, ficamos tristes sem saber o motivo, sentindo uma falta emocional sem razão aparente. É importante explorar mais profundamente a tristeza e encontrar suas causas recentes ou mais antigas, porque a tristeza atual, causada por algum acontecimento, pode, de fato, ser o eco de uma tristeza mais antiga que foi despertada. Quando uma pessoa está triste, ela pode buscar conforto e acolhimento na comida como forma de compensar a falta de calor humano de que necessita. Ela pode transferir sua busca emocional para os alimentos que escolhe comer. O alimento substitui, então, o afeto. O retraimento causado pela tristeza favorece um menor gasto energético. O acúmulo de gordura como resposta a um estado prolongado de tristeza não é uma constante, mas é uma das respostas emocionais do corpo, que expressa simbolicamente essa necessidade de ser envelopado, embrulhado, protegido.

O que fazer?

Nossa sociedade atual é pouco tolerante com a tristeza e nos estimula a escondê-la, mesmo que ela seja objetivamente motivada (perda de emprego ou separação amorosa).

De fato, algumas pessoas acreditam que a melhor maneira de lidar com a tristeza é fingindo que ela não existe. Elas a reprimem e evitam expressá-la e, ao fazê-lo, iludem-se, porque a tristeza pode manifestar-se de formas inesperadas e inadequadas, como risos num velório ou choro sem motivo aparente em ocasiões que normalmente não seriam tristes. Além disso, reprimir a tristeza por muito tempo pode levar ao desenvolvimento de quilos emocionais.

Mas a tristeza não é totalmente inútil. Ela coloca um freio no curso de uma existência que, por vezes, se deixa levar. Esse freio permite que você reflita sobre si mesmo, concentre-se em aspectos da vida, reconheça erros e aprenda com eles. Assim, pela pausa que impõe, pelo questionamento que torna possível e pela reorientação de seu estilo de vida, pode evitar o estresse crônico. Tentar sufocar a tristeza com alimentos ou medicamentos impede esse processo de reflexão e evolução emocional.

Às vezes, é preciso buscar a tristeza para permitir que ela seja liberada e evitar seu impacto prejudicial no peso e na saúde. Quando estamos tristes e encontramos a razão para essa tristeza, é importante permitir que as lágrimas fluam. Não devemos reter nada, pois isso pode se transformar em quilos emocionais. Devemos ter compaixão por nós mesmos, o que evitará buscar conforto na comida e manterá nossa confiança no futuro.

A maneira de superar a tristeza é, portanto, deixar que ela se expresse, buscar suas origens atuais e passadas, consolar-se como se consolasse um amigo e utilizar qualquer energia positiva persistente ou recém-adquirida para se dirigir a pensamentos, ações e pessoas que possam melhorar a situação e o bem-estar.

O TÉDIO

O tédio é uma sensação de ociosidade, cansaço e falta de interesse, e pode ser uma experiência dolorosa; além disso, entediar alguém é irritá-lo, contrariá-lo. Quando sente tédio, é você que está se irritando, permanecendo à espera de algo sem saber exatamente o quê. Trata-se de uma paralisia dos desejos e das iniciativas em todas as áreas, incluindo a imaginação e as fantasias que abandonam a mente. Existe uma inibição de pensar e sonhar. Às vezes, uma forma de nostalgia e arrependimento ocupa o campo do tédio. O descontentamento é quase uma constante. Nenhuma das atividades habituais proporciona prazer. O tédio leva a não fazer nada, uma vez que nada é atraente, o que pode ser útil em tempos de convalescença para curar suas feridas e se reconstruir, refletindo sobre si mesmo.

O tempo parece passar devagar para quem está entediado, e essa percepção é justamente uma das causas do tédio. Porque o tédio é um mal do qual podemos tirar proveito: o objetivo inconsciente de quem está entediado é tentar desacelerar o tempo, suspendê-lo. Quando ocorre um evento, uma mudança repentina na vida (adolescência, casamento, separação, aposentadoria), mesmo que seja previsível, a agitação é tal que a psique considera que as coisas foram rápidas demais, que o tempo acelerou demais em comparação com o ritmo habitual. Precisamos, então, de tempo para nos adaptarmos à nova situação, e o tédio nos concede isso. Ao esticar o tempo, ele reorganiza os ponteiros. Penso que ficar entediado pode ser uma tentativa inconsciente de controlar o tempo que passa rapidamente. Sentir o tempo passar dá a ele um caráter mais concreto, mais perceptível, na vã esperança de detê-lo ou "matá-lo". É também uma defesa contra essa outra emoção dolorosa e suscetível de causar os quilos emocionais, que acabamos de analisar: a tristeza. O tédio, de fato, envolve a mente e impede a irrupção de pensamentos ou ideias e, em particular, os pensamentos e as ideias sombrios.

Uma razão fundamental para o tédio é servir como uma barreira contra a ansiedade da morte, uma ansiedade que tenho notado com muita frequência entre as vítimas crônicas do tédio. Essa ansiedade é despertada durante uma mudança de vida, uma vez que há uma oportunidade para se conscientizar da finitude das coisas. O paradoxo é que o tédio pode ser mortal quando leva à imobilização intelectual, emocional e motora. Ao ficarmos entediados, "nos fazemos de mortos". Ora, justamente, o que está morto não pode mais morrer; ao nos entediarmos, nos fingimos de morto para não morrer.

A ação do tédio sobre o peso

O tédio é uma causa comum de quilos emocionais. Comer se torna uma maneira de preencher uma existência que parece vazia e de se manter ocupado: "Às vezes me sinto como uma vaca entediada, pastando e observando os trens passarem", confessa Isabelle.

O tédio nos leva a buscar sensações, incluindo a ingestão de alimentos, quer eles proporcionem prazer ou inconveniência.

O tédio também nos torna menos ativos fisicamente, o que resulta num balanço calórico favorável ao ganho de peso.

Além desses diferentes fatores, com uma ingestão calórica constante, a sensação prolongada de tédio provavelmente leva ao acúmulo de gordura como uma reação emocional. Com efeito, o indivíduo que está entediado durante um longo período adquire uma imagem modificada de si mesmo e perde a percepção dos próprios limites. Desinteressado por seu ambiente, menos ativo, ele reduz a interação com o mundo externo e, paralelamente, também com seu mundo interno (pensamentos, imaginação). Por causa dessa paralisia das trocas internas e externas, os limites entre o dentro e o fora da imagem inconsciente do corpo tornam-se mais vagos. Disso resulta um aumento de volume possibilitado por uma menor contenção psicológica e pela necessidade da psique sobrecarregar o corpo com uma identidade que parece instável.

Como combater o tédio

Uma vez que o tédio, esse desconforto muito particular, tem seus fundamentos, que esse tempo que lhe é oferecido seja aproveitado para não fazer nada da rotina. Aproveite a oportunidade para fazer coisas que você não ousou ou não planejou fazer até agora... ou apenas não faça nada. Não fazer nada significa não se ocupar o tempo todo. É deixar o "fazer" pelo "ser": pensativo, sonhador, falante, observador ou ouvinte.

Enfrentar o tédio envolve tomar consciência das motivações subconscientes e aceitar lidar com a angústia da passagem do tempo e da morte. O que implica uma reflexão pessoal e trocas sobre esse tema, bem como sobre o sentido da vida com pessoas envolvidas nessas reflexões ou por meio de suportes filosóficos (como documentários, livros).

Isso envolve também mobilizar o imaginário à procura de memórias agradáveis e prestar atenção aos sonhos. É colocando os holofotes sobre seu mundo interno que o desejo renascerá, e não apenas forçando-se a participar de mil e uma atividades diferentes.

O tédio pode ser um período de transição na construção da personalidade e da história pessoal, e não é por acaso que ele está muito presente na adolescência. Ele pode ser um prenúncio de novos gostos, interesses e impulsionar a busca por novas atividades e prazeres, o que é extremamente valioso para a reconstrução de si mesmo. Nesse caso, antecipe o movimento de se envolver em assuntos ou atividades que antes não eram inspiradores ou que até então dificilmente o inspiravam, ou mesmo o repeliam, apenas para experimentá-los.

A ANSIEDADE

Se o medo é uma reação a um perigo presente e imediato (por exemplo, uma cobra), a ansiedade é a antecipação de um acontecimento real ou imaginário. Ela pode ser permanente (durar o dia todo) e se instalar a longo prazo. Seus modos de expressão são variáveis: transtorno de ansiedade generalizada (TAG), fobia social, angústia de separação...

A ansiedade está presente em qualquer ocasião no TAG. Ela é permanente e tudo a favorece. Podemos imaginar que, se ela encoraja a comer para acalmá-la, a ingestão calórica pode ser muito significativa no final do dia. A fobia social é caracterizada por uma timidez doentia associada ao medo de ser julgado por todo e qualquer indivíduo. Ela também leva a um retraimento e ao isolamento, fatores de ganho de peso. Na sociedade, ela convida a comer para manter a compostura.

Na angústia de separação, a ansiedade pode aparecer em qualquer ocasião, assim que as pessoas-recurso (amigo, amor, parente) estiverem ausentes. Isso leva a pessoa a comer para se acalmar, já que a comida representa simbolicamente aqueles de quem ela precisa.

Se a educação que recebemos desempenha um papel importante na construção do sentimento de segurança interna, ou na transmissão de mecanismos de defesa contra as angústias, haveria também fatores hereditários, genéticos, que nos deixariam mais ou menos ansiosos.

Os hormônios também entram em jogo. Assim, como vimos, a puberdade, gravidez ou menopausa são períodos de mudança na capacidade de lidar com medos diversos.

A ansiedade e o peso

A ansiedade é uma das principais fontes de ganho de peso. Ela influencia o comportamento alimentar, promovendo a compulsão. Há razões afetivas que explicam a ligação entre ansiedade e ganho de peso: o hábito de alimentar crianças tensas para acalmá-las, a associação na memória do caráter agradável, reconfortante e calmante das refeições que fazíamos quando crianças com a família. A explicação fisiológica refere-se à ingestão de alimentos necessária para a produção de neurotransmissores como a serotonina ou a tiramina. Mas o primeiro efeito ansiolítico é simplesmente o aumento do açúcar no sangue após a ingestão de alimentos.

A ansiedade também é uma importante fonte de quilos emocionais que podem ser acumulados ao longo do tempo ou de forma mais aguda durante episódios temporários e intensos de ansiedade. É importante notar que, em algumas pessoas, a ansiedade constante e não canalizada pode levar à queima de gordura, mas, neste caso, ela tem, para além de seu impacto psicológico, um efeito prejudicial a certos órgãos (aumento da frequência cardíaca, pico glicêmico alterando os vasos sanguíneos, úlcera digestiva).

Proteger-se da ansiedade

Não somos todos iguais quando se trata de ansiedade. Ela está ligada a fatores externos; de fato, todos, dependendo de seu ambiente, devem enfrentar ameaças mais ou menos significativas. Ela também está ligada a fatores internos; assim, fatores genéticos explicariam que tal pessoa é mais ou menos propensa à ansiedade. No entanto, o nível de ansiedade também está correlacionado a fatores de desenvolvimento. Com efeito, ao longo de seu crescimento, cada indivíduo cria mecanismos de defesa psicológica contra a angústia, utilizando seus próprios recursos psíquicos e também com base nos modelos de que dispõe (a forma como os pais regulam a própria ansiedade), na educação e na segurança emocional recebida.

Para enfrentar um estado de ansiedade, é útil buscar apoio externo, como conversar com amigos ou fazer mudanças no estilo de vida. Também é necessário mobilizar os recursos internos recordando, por exemplo, os êxitos passados em circunstâncias semelhantes ou fortalecendo a autoconfiança. Deve-se também criar hipóteses positivas para contrabalançar as hipóteses negativas que são fontes de ansiedade. Distanciar-se das experiências negativas do passado que alimentam a ansiedade de hoje, para constatar que as circunstâncias atuais são diferentes.

Se houver uma situação ou perigo a ser enfrentado, é recomendado abordá-los por etapas. Divida as tarefas a serem concluídas e planeje seu cumprimento passo a passo. Aja de acordo com os eventos, sem se preocupar com todas as consequências imagináveis.

Diante dos outros, pare de acreditar que está no centro do mundo e, em particular, dos olhares e das críticas. Lembre-se de que as pessoas se preocupam primeiro com a própria imagem antes de se centrarem na sua. Não tenha mais medo de não ser amado, primeiro procure saber de quem você gosta, depois vá até essa pessoa, correndo o risco de desagradá-la. De qualquer forma, raramente desagradamos as pessoas a quem admitimos que achamos interessantes ou formidáveis. De sua parte, tenha uma mente aberta, impedindo-se de emitir opiniões negativas sobre pessoas que não conhece tão bem. Pare de julgar tudo e qualquer coisa. E, se você não consegue evitar esse ímpeto de julgar, pergunte-se sobre a origem dessa atitude. Faça um tour por seu passado para ver quem em sua família se comportava dessa maneira com você, consigo mesmo ou com os outros.

Usar o raciocínio

O raciocínio é uma boa ferramenta para combater a ansiedade, afastando como absurdo o caráter de extrema gravidade e de certeza que atribuímos às possíveis consequências de nossas ações. A ansiedade em geral é o medo de um perigo real ou imaginário que nos ameaça a curto ou longo prazo. Para combatê-la, é preciso considerar mentalmente esse perigo como apenas uma simples hipótese. "O pior nunca é certo", dizem com razão e, mesmo que o que tememos aconteça, saiba que provavelmente será menos dramático do que imaginamos, uma vez que a ansiedade modifica o modo de pensar e faz com que superestimemos a gravidade dos perigos e sua probabilidade de ocorrência.

Podemos também brincar com a antecipação ansiosa, aceitando a ideia de que nossa visão do futuro é feita através do prisma do presente e que, por isso, é distorcida. Assim, uma mulher num relacionamento infeliz pode se sentir ansiosa com a ideia de ser deixada, pois teme não ser mais atraente para os homens e acabar sozinha. Ela prefere estar mal acompanhada a estar solteira, ainda mais porque ganhou peso nos últimos anos. No entanto, ela pode estar se esquecendo de que a percepção dos outros sobre ela hoje é baseada em sua vida conjugal. Ela é percebida apenas como parte desse casal. No entanto, sua personalidade e a forma como os homens a enxergam podem mudar se ela estiver solteira. Quanto a seu peso, ele pode ser resultado dos quilos emocionais acumulados devido a uma vida insatisfatória, os quais poderia começar a perder ao se ver livre e numa nova vida.

Expor-se à ansiedade

O método do face a face é outra técnica para lidar com a ansiedade. Consiste em enfrentá-la sem agir, permitindo que ela exista, sentindo-a sem tentar combatê-la. Sem tentar contê-la, você a verá fluir, sentindo a pressão diminuir em vez de aumentar como se temia. Não tente afastar seus pensamentos ansiosos, deixe-os brincar em sua mente, porque, quanto mais você tentar se opor a eles, mais fortes eles se tornarão.

Outra técnica é se expor à ansiedade, colocando-se em situações que normalmente a desencadeiam (por exemplo, saindo de casa se você for daqueles cujo nível de ansiedade aumenta ao sair). Quando estiver na situação que gera ansiedade, espere até que o nível de ansiedade diminua significativamente antes de ir embora. Claro, você terá definido de antemão as situações em que a ansiedade é mais intensa. Esse processo é chamado de "exposição progressiva à ansiedade", para nos dessensibilizarmos, e isso por meio de confrontos repetidos e progressivos com os fatores ansiogênicos (geradores de ansiedade). A exposição repetida e regular (diária) permite obter uma diminuição duradoura do nível de ansiedade.

Existem outras técnicas, como a de se fixar no presente, nas sensações corporais em particular, em toda a percepção sensorial, ou seja, estar vigilante a tudo o que se vê, ouve, sente e toca. Assim, permanecemos no concreto das percepções e evitamos pensamentos negativos e irreais que nos deixam angustiados. Trata-se de estar realmente no momento e não de viver num futuro próximo ou distante, sempre desconhecido e, portanto, sempre angustiante para uma pessoa ansiosa.

Descobrir as raízes da ansiedade

Mas agir por esses métodos em relação à ansiedade não deve impedi-lo de procurar as possíveis raízes em sua história pessoal. Quando começou? Quais eram as coisas que o afligiam na infância? Quem o tranquilizava e de que forma? Quem era ansioso a sua volta? Compreender os mecanismos de sua natureza ansiosa ajuda a desmontá-los. Porque, muitas vezes, quem tem medo não é realmente você hoje, mas alguém de sua família de quem você é porta-voz ou quem você era na infância. Trata-se, então, de, graças ao recuo permitido pela psicoterapia, afastar-se da verdadeira vítima da ansiedade.

Nem sempre é fácil identificar seus medos, porque um medo pode esconder outro. Assim, constatei que o medo de aranhas pode estar associado, através de correspondências simbólicas e inconscientes, ao medo da intimidade sexual com mulheres. As terapias psicanalíticas atacam de forma mais direta a raiz do mal, indo em busca dos medos da infância, de suas evoluções ou de seus papéis nos medos dos adultos. Essas terapias são particularmente indicadas nos casos de transtorno de ansiedade generalizada, em que existe um contexto de insegurança permanente, mas também nas ansiedades de separação.

A RAIVA

A raiva, expressa sob a forma de irritação, explosão, exasperação, impaciência, indignação, irritabilidade ou fúria, é uma reação violenta e agressiva que se deve a um profundo descontentamento.

Esse descontentamento pode ser causado pela sensação de ser tocado, ferido ou agredido superficialmente, mas também muitas vezes em seu ser profundo, por ocasião de uma situação vivida como perigosa, injusta ou desvalorizadora. A raiva está, portanto, muito ligada a nossa subjetividade, ao contrário de uma simples reação física.

A raiva pode se manifestar em crises, mas há estados prolongados de raiva que se tornam temperamentos qualificados como "agressivos", "azedos", "ácidos", "intratáveis", "difíceis", "ásperos", "impertinentes", "categóricos", "espinhosos" etc.

164 Quilos emocionais

Durante séculos, de acordo com as teorias de Hipócrates, médico da Antiguidade, os temperamentos foram definidos em relação aos humores. Por exemplo, os "coléricos" ou "biliosos" secretavam bile preta em excesso. Eles eram classicamente descritos como pessoas magras. Há muito que se fala de raiva "branca", "azul" ou "preta", que é uma demonstração inicial das reações físicas que acompanham essa emoção. Espasmos musculares, agitação, aumento da frequência cardíaca, dilatação da pupila, contração das cordas vocais, entre outros, são sinais físicos de uma emoção que se manifesta desde o nascimento. Por trás desses impactos físicos, ocorrem alterações biológicas, como a liberação de hormônios e neurotransmissores, em particular de adrenalina, que nos deixa alertas e prontos para a ação, além de ter um efeito "desengordurante" nos quilos emocionais. A função desses sinais físicos é nos preparar para o combate e informar o outro sobre nossos sentimentos, alertá-lo. Mas isso também nos permite reconhecer essa emoção em nós mesmos, porque nem sempre estamos conscientes de nossos diferentes sentimentos e, muitas vezes, os negamos.

Os efeitos da raiva no peso

Embora seja "má conselheira", a raiva tende a queimar calorias e a gerar um efeito inibidor do apetite. Somos mais consumidos pela raiva do que ela nos leva a comer. A raiva é uma forma de sair de si mesmo (perder as estribeiras), uma explosão de fúria e uma forma de libertação que pode ser temporariamente benéfica para uma personalidade aprisionada que sofre com isso. A propósito, estamos falando de raiva "saudável".

No entanto, a natureza temporária dessa emoção não induz mudanças profundas. E a reação à raiva pode aniquilar seus efeitos. Porque a reação das pessoas ao redor muitas vezes é crítica, e não

Como evitar que nossas emoções nos façam comer 165

apenas em casos de raiva colossal, insana ou incontrolável. A imagem negativa que a pessoa com raiva projeta sobre si mesma e sobre os outros desperta emoções negativas limitadas pela culpa, o que pode levar ao armazenamento de gordura ou a comportamentos alimentares desequilibrados.

A raiva é uma das emoções mais censuradas, ao contrário, por exemplo, da tristeza, da alegria ou da surpresa. No entanto, quando contida, reprimida, retraída, latente e silenciosa é que a raiva é mais prejudicial em termos de armazenamento de peso emocional. Atualmente, as pessoas são encorajadas a não conterem a raiva, a ponto de as que a retêm serem criticadas. Em suma, expressa ou contida, a raiva é sistematicamente condenada. Contida voluntariamente ou devido à educação recebida, ela também é inibida, algumas vezes por não ser reconhecia como tal. Ela é, então, reprimida parcialmente e sublimada em forma de pseudo-humor, mais ou menos irônico e especialmente cínico ou amargo. Também pode ser anulada psiquicamente e transformada em aparente indiferença. Às vezes, infelizmente, provoca introspecção. Esses dois últimos casos, em especial o último, favorecem a somatização com o armazenamento de gordura.

Quando a raiva permanece reprimida, ela pode ser substituída pelo ódio e, como qualquer emoção reprimida, pode se manifestar em forma de gordura. É, por vezes, uma tentativa de evitar entrar numa fase de tristeza. Assim, há três anos, Paul trocou Cristina por sua colega de trabalho. Desde então, Cristina sente por esse homem que ela tanto amava uma raiva que não diminui. Ela também direciona essa raiva contra si mesma, e os quilos que vem acumulando são vestígios dessa batalha que ela está travando em todos os níveis. Essa raiva a impede de se entregar à dor, uma etapa indispensável para se reconstruir emocionalmente, e também impede que o amor por outro homem renasça em seu coração.

O que fazer?

É por isso que é importante não permitir que a raiva se instale por muito tempo. Primeiro, tente reduzir todos os potenciais fatores de raiva ao seu redor. Escolha atividades agradáveis e recuse propostas que exijam esforço excessivo, tanto no trabalho como na vida pessoal. Evite assumir novas responsabilidades que possam se tornar fontes de conflito.

Para não gerar quilos emocionais, é aconselhável não sufocar sistematicamente sua raiva, nem, é claro, externalizá-la violentamente sem restrições. O ideal é verbalizá-la, formulando o que você sente diante de um ataque ou de uma situação. Se nem sempre é fácil fazer isso no calor do momento, não se deve hesitar em exprimi-la mais tarde, mesmo que pareça "morna". É praticando que mais tarde conseguiremos expressar as coisas no momento certo. Recomenda-se também buscar formas diferentes de expressão física (corrida, atividades aeróbicas ou esportes de combate), além de técnicas de relaxamento.

Não retenha sua raiva. Mantê-la prisioneira pode fazer com que você se torne prisioneiro dela. No entanto, evite manifestá-la de forma direta e explosiva, usando insultos ou ameaças diretas. É saudável encontrar alguém com quem possa compartilhar sua raiva, alguém que possa ouvi-lo sem piorar a situação ou fazê-lo se sentir culpado por estar zangado. Como alternativa, distribua esse papel entre várias pessoas de seu círculo social.

Para desabafar a raiva sem causar danos, dê vazão a seus pensamentos. Imagine-se dizendo à pessoa de quem sente raiva o que está em seu coração, ou mesmo dizendo em voz alta enquanto segura uma foto que a represente. Visualize a cena em que você se expressaria sem restrições (sem ser interrompido) para dizer todas as verdades. A escrita também pode ser uma forma útil de desabafar a raiva, pois permite uma perspectiva e reflexão que a comunicação oral não tem.

Escreva sobre sua raiva e, se não quiser que a carta seja enviada, não a envie. O importante é se sentir aliviado, não necessariamente fazer com que a mensagem chegue ao destinatário. As pessoas com aspirações artísticas ou já envolvidas em atividades artísticas se beneficiam de um meio pronto para sublimar a raiva, transformando-a em energia criativa.

Alguns esportes aproveitam a energia da raiva para externá-la de maneira saudável: aqueles que favorecem o combate corpo a corpo, como os esportes de luta (*body combat*, boxe, artes marciais), e atividades que permitem liberar tensão (trampolim, trapézio voador, *bungee jump*, corrida, dança, patinação). Esses esportes dinâmicos liberam adrenalina, da mesma forma que a raiva. Mas, num segundo momento, induzem a produção de endorfina, que ativa o sistema parassimpático, que acalma, reduz a frequência cardíaca e a pressão arterial, o que não acontece de modo espontâneo após um acesso de raiva.

É importante compreender que a mera manifestação da raiva não é suficiente. É necessário distinguir entre raiva justificada e aquelas que não são, a fim de analisar o impacto das últimas. Também é importante entender por que uma situação aparentemente insignificante nos coloca num estado de raiva tão intenso.

Por fim, o humor é uma maneira saudável de canalizar a raiva. Ria, sozinho ou com amigos, daqueles que desencadeiam sua raiva. Também tire sarro de si mesmo e da pessoa que você se torna sob a influência dessa emoção. Mas o método mais eficaz para lidar com a raiva é se permitir chorar, reduzindo a pressão emocional e estimulando a liberação de substâncias internas com propriedades calmantes.

O CIÚME E A INVEJA

A inveja é a dor de ver os outros desfrutarem do que desejamos; o ciúme é a dor de ver o outro ter o que é nosso. Esses são dois tipos de emoção negativa que provocam raiva. Invejamos a felicidade recém-descoberta de nosso ex, temos ciúme de quem se aproveita dele, temos ciúme do ex quando os filhos pedem por ele, invejamos todos os casais felizes da Terra. Esses sentimentos são justificados pela noção de justiça: "Não é normal ele ter me feito sofrer e estar feliz com outra pessoa!". Mas também afeta aqueles que abandonam o parceiro e, em seguida, o invejam por ter encontrado a felicidade ao lado de outra pessoa.

Por trás da inveja, há ressentimento, mas também desejo. A inveja pode ser interessante se for um fator de emulação para você, pois a felicidade do outro mostra que é possível encontrá-la. Mas, muitas vezes, é um desejo sustentado por sentimentos de inferioridade.[*] Também pelo medo: o de não encontrar uma nova felicidade equivalente a sua.

Como se livrar disso?

Para se livrar desse sentimento que pode corroê-lo e se transformar em desejo de comer, você deve primeiro reconhecê-lo como tal. Em seguida, deve identificar todos os sentimentos que ele camufla em você: por exemplo, depois de um coração partido, o medo de ficar sozinho, a vergonha de não ter sido capaz de continuar com a pessoa, a tristeza de não ser mais amado por ela, a dúvida sobre suas capacidades de sedução, o remorso de tê-la deixado...

Em seguida, tente identificar claramente seus desejos pessoais que esse desejo pela pessoa ou por outros mascara: por exemplo, você quer ser capaz de se apreciar novamente, não sofrer mais com essa separação, encontrar alegria de viver, conhecer alguém que o ame e a quem você ame.

Por fim, relativize a infelicidade que a felicidade do outro lhe traz: será que você teria o que deseja se o outro não estivesse feliz ou deixasse de sê-lo?

---

[*] "Invejar é reconhecer-se como inferior", Plínio, o Jovem, início do século II.

Os remorsos e arrependimentos

Aqui estão dois tipos de emoções parecidas que nem sempre sabemos diferenciar corretamente. Elas são grandes causadoras de quilos emocionais, especialmente porque se estabelecem por um longo período, às vezes por toda a vida, e podem crescer com o tempo.

O remorso é uma emoção dolorosa causada pela consciência de ter feito algo errado. Pode ser um erro que outros considerariam bobo ou sobre o qual julgamos que existe uma justificativa, mas que não esquecemos e não perdoamos. Somos, então, nosso próprio juiz e podemos ser muito duros conosco mesmos. O remorso sufoca, envenena. Estamos "cheios" de remorso, "atormentados" pelo remorso[*] e, naturalmente, mencionamos o "peso" do remorso. O remorso pode fazer algumas pessoas definharem quando ele as consome e devora. Ou, ao contrário, lutamos contra essa combustão interna através de uma ingestão calórica adicional e de um armazenamento emocional de gordura.

Aprenda a colocar suas falhas presentes e passadas em perspectiva. Não seja mais juiz do que os juízes e não se condene a uma vida de remorso eterno. Avalie objetivamente o que você fez de errado e procure pelo menos algumas circunstâncias atenuantes. Além disso, pense em todo o bem que conseguiu fazer ao seu redor e que, se não apagar, pelo menos aliviará sua culpa.

Se você não puder evitar que os corvos do remorso voem sobre sua cabeça, você pode impedi-los de fazer ninhos em seu cabelo. Para isso, é necessário, em primeiro lugar, falar do remorso. Mas não o demonize muito. Ele pode ser útil e construtivo, exceto, obviamente, se for excessivo. Se você causou dano a alguém, peça perdão. Além disso, sua conduta naquele momento pode ter tido alguma justificativa; por exemplo, se você terminou um relacionamento romântico,

---

[*] Não se trata, como se poderia pensar, de uma consciência cheia de remorsos, mas de um estômago cheio de comida.

não o fez sem motivo. Pedir perdão não significa que sua escolha naquele momento não tinha uma motivação, mas, sim, que você é capaz de levar em consideração o sofrimento do outro e que essa pessoa é importante para você. Apesar desse arrependimento, não é certo que você será perdoado, mas terá feito o bem. Nada impede também que você se perdoe, sem esperar o perdão dos outros.

As atitudes caridosas daqueles que querem se redimir são facilmente criticadas. No entanto, de onde vem a vergonha de se comportar de maneira altruísta? Ou praticar boas ações para reparar comportamentos pelos quais sentimos remorso? Como contraponto, lembre-se daqueles que lhe feriram no passado e aproveite a oportunidade deste exercício de autoanálise para perdoá-los. Assim será mais fácil se perdoar por aquilo que fez aos outros, e isso o aliviará de ressentimentos pesados. É por essa razão, sobretudo, que o remorso pode ser construtivo.

E se tudo isso não for suficiente, considere que esse remorso que já pesa sobre você há muito tempo é uma punição que agora torna esse sentimento injustificado.

Atenção, algumas pessoas que não deveriam se envergonhar de seu comportamento têm uma personalidade propensa à culpa: assim, sentem remorso quando manipuladores as convencem de que são responsáveis por todos seus infortúnios, de modo a poderem explorar esse remorso gerado em benefício próprio. Aprenda a identificar esses manipuladores para os rechaçar sem qualquer remorso.

Quanto aos arrependimentos, eles se deslocam em grupos. Se o remorso diz respeito ao que fizemos, o arrependimento tem relação com o que não foi feito. É pelo menos uma insatisfação, no máximo um grande sofrimento por não realizar algo. Está associado a esperanças desiludidas. Lamentamos uma felicidade que poderia ter existido. Às vezes, um arrependimento esconde outro, ou se alimenta de um arrependimento mais antigo. Dê-se ao trabalho de analisá-los para perceber o que realmente lamenta e ter certeza se sua realização teria mudado sua vida hoje. Acima de tudo, pergunte-se se a concretização do que lamentamos não poderia ter impedido outra felicidade que aconteceu.

Os arrependimentos não são inúteis. Eles dão certa perspectiva sobre a vida. Com efeito, as desilusões ajudam a atravessar as aparências. No entanto, é prejudicial se deixar afetar por eles, já que provocam quilos de consolo.

Para reduzi-los, podemos fazer um trabalho de memória sobre todas as expectativas do passado que nos pareciam inatingíveis, mas que finalmente puderam se concretizar. Lembre-se do sucesso na prova ou na entrevista de emprego, do encontro romântico, dessa amizade que nasceu de um encontro totalmente incomum, desse apartamento que encontrou quando já estava desesperado por não encontrar o lugar ideal. Todos esses momentos de tranquilidade, bem-estar e felicidade, mesmo que não existam mais, foram seus e agora pertencem a você para sempre.

Em segundo lugar, diante do que não foi possível realizar, convém considerar o que é realizável. Quais são seus desejos para os próximos anos? Invista no futuro com novos desejos, talvez mais realistas, ou, em todo caso, mais alinhados com suas expectativas atuais e com a pessoa que você se tornou. Não deixe que aquele ou aquela que você era ocupe todo o espaço em sua mente. Pense na pessoa que você é hoje e cuide de seu bem-estar para limitar os arrependimentos do amanhã!

A SENSAÇÃO DE VAZIO

"Às vezes me sinto vazio", diz Laurence. "Não me sinto triste, mas sem consistência." Muitos de nós já experimentamos essa sensação de vazio interior de forma transitória, seja devido ao cansaço, uma doença passageira, momentos de solidão ou de tristeza. No entanto, há pessoas que sentem isso com frequência ou de forma contínua.

Essa sensação é tanto física quanto mental. Fisicamente, temos a sensação de não ter nada, nem na mente nem no corpo, de não sentir nada concreto dentro de nós. Mentalmente, tanto o campo do pensamento quanto o da imaginação parecem estéreis. Laurence acrescenta: "Não tenho vontade de fazer nada, nada me emociona". É também o campo dos desejos que parece vazio.

Existe um ditado que diz: "A natureza tem horror ao vácuo". Isso também se aplica ao ser humano. Não gostamos do vazio que tememos encontrar sob nossos pés (assim como os mamíferos também têm medo do vazio externo) nem do vazio interior. Se o recém-nascido se enche de comida, vimos que ele também se enche de tudo o que seus sentidos captam (ruídos, luzes, cheiros, sensações táteis) e que ganham sentido na música, nas palavras, nas imagens, nos perfumes, nas interações físicas. Mais tarde, enchemo-nos de conhecimento, cultura e amor. Nos enchemos, em qualquer idade, daquilo que conseguimos captar do exterior, mas também de nossas próprias produções internas: físicas (gases, movimentos dos órgãos internos, tensões musculares) ou abstratas (tensões psicológicas, pensamentos, sentimentos, emoções, visualizações, imagens mentais).

A incapacidade de se alimentar espiritualmente do exterior, ou a incapacidade de elaborar abstrações, induz essas sensações de vazio.

Origens diversas

A falta de imaginação é um dos principais culpados pela sensação de vazio. A imaginação se desenvolve nos estágios iniciais da infância. É provável que o recém-nascido imagine o seio de sua mãe ou a mamadeira na ausência dela. A imaginação é uma capacidade do cérebro humano, desenvolvida no córtex, que é a essência da criatividade. Ela está em permanente ligação com o cérebro emocional. Desde cedo, as crianças demonstram maior ou menor capacidade de imaginar.

Embora possam existir diferenças congênitas, a imaginação das crianças é também mais ou menos estimulada por seu entorno, que a encoraja e valoriza, interessando-se por ela ou, ao contrário, a refuta, a restringe ou até a limita. Mas os fatores emocionais e morais são os principais obstáculos à imaginação. E as dificuldades para imaginar devem-se sobretudo aos mecanismos de inibição. É como se o cérebro não permitisse que os produtos de sua imaginação chegassem à consciência. Na verdade, aceitar a imaginação é aceitar a circulação de pensamentos, devaneios, fantasias e ideias de todos os tipos, alguns dos quais podem ser angustiantes ou reprovados pela moral individual. A inibição de imaginar, de sonhar acordado, é causada sobretudo pela falta de tolerância pessoal em relação às próprias representações mentais. Não é incomum que essa restrição surja durante a adolescência, numa época em que o cérebro é invadido por novos pensamentos e desejos carregados de impulsos agressivos ou sexuais e medos desconhecidos.

Carências afetivas prolongadas na infância são outra possível origem. Isso leva ao resfriamento das emoções e a uma sensação de vazio emocional. Veja o depoimento de Lucie: "Não recebi amor dos meus pais. Eles supriam minhas necessidades básicas, me vestiam, compravam brinquedos no Natal e outras coisas para a volta às aulas, mas sempre senti que eles eram emocionalmente indiferentes. Era como se estivessem cumprindo um dever, uma função parental, mas eu não sentia nenhum calor ou amor. Eu tinha a barriga cheia, mas o coração vazio".

Todas as formas de bloqueio da memória podem ser causas do vazio psíquico, já que muitas emoções e pensamentos estão ligados à memória. Um trauma na infância, de qualquer tipo, pode bloquear por completo certas lembranças durante todo o período anterior a ele. De fato, para se proteger disso, a psique bloqueia o acesso à memória como um todo. No entanto, a amnésia também pode ser causada por um transtorno neurológico.

Várias circunstâncias podem provocar desconforto numa pessoa, que reagirá paralisando seus mecanismos psíquicos para fins de proteção, mas que, consequentemente, sofrerá uma sensação de vazio.

Por fim, é comum que os estados depressivos estejam associados à experiência de vazio interior. Vários fatores contribuem para a intensificação dessa sensação: lentidão e bloqueio do pensamento, falta de imaginação e problemas de memória.

Qualquer que seja a origem dessas falhas na imaginação, o indivíduo, ao deixar de se alimentar de coisas abstratas, busca se encher de comida. Isso representa um retorno ao concreto como forma de preencher a ausência de abstração. Enchemo-nos de comida até atingirmos a sensação física de saciedade gástrica e, assim que essa sensação diminui, começamos de novo. Não se trata, portanto, de fome ou desejo, apenas da necessidade imperiosa de se preencher para combater essa sensação de vazio, que se assemelha ao assustador sentimento de não existir mais. Por enquanto, comemos para poder viver. Mas é uma vida sem "apetite".

O tratamento para esse vazio consiste em lutar contra o que causa essa sensação, a fim de se alimentar espiritualmente com contribuições externas ou com a produção interna.

Como preencher o vazio?

É necessário desenvolver a imaginação por todos os meios possíveis. A leitura e as aulas de teatro (especialmente as técnicas de improvisação) são, sem dúvida, as mais clássicas. Algumas técnicas de relaxamento são eficazes se o estresse for o que paralisa a irrupção de pensamentos e emoções, desde que sejam associadas a processos de visualização. Podemos imaginar cenas que gostaríamos de viver e visualizar memórias antigas ou mais recentes.

Se você é religioso, pode se alimentar de espiritualidade por meio de leituras, mas em particular por meio de encontros.

Podemos superar as inibições do pensamento por meio de psicoterapias de inspiração psicanalítica. Para aqueles que têm dificuldade em se lembrar de si mesmos, as técnicas de sonhar acordado e o psicodrama (no qual interpretamos personagens interagindo com um terapeuta e outros pacientes) podem ser eficazes.

Se a sensação de vazio está relacionada a um estado depressivo, é importante combatê-lo (ver o capítulo 9: "Os quilos da depressão", p. 180). Podemos mudar nosso estilo de vida (mudança de endereço, mudança profissional, inscrição em várias atividades) e receber cuidados adequados, como psicoterapias (psicanálise, terapia cognitiva) e/ou medicamentos antidepressivos.

No caso de uma sensação de vazio após um trauma, também é necessário tratar a causa. As síndromes pós-traumáticas podem ser tratadas com técnicas de *debriefing* psicológico, terapias em grupo e outras formas de psicoterapia individual, às quais podem ser adicionados antidepressivos específicos.

Por fim, podemos tentar recuperar nossa memória por meio de técnicas antigas, como a hipnose, ou técnicas mais recentes, como a EMDR[*] (que se baseia na hipnose).

A ALEGRIA

A alegria é uma emoção associada à satisfação de uma necessidade, um desejo ou uma aspiração. Ela se manifesta como uma sensação de satisfação e bom humor. Como toda emoção, é uma sensação de duração limitada. As alegrias de uma pessoa são os momentos felizes, os prazeres que algo lhe proporciona. Isso pode incluir o prazer

---

[*] Eye Movement Desensitization and Reprocessing (dessensibilização e reprocessamento por meio de movimentos oculares): técnica de tratamento baseada na estimulação sensorial através dos movimentos oculares.

de comer, mas é importante distinguir o prazer da alimentação da verdadeira alegria, que é sempre nobre.

A alegria de comer bem

Para alguns, comer é a principal fonte de alegria. No entanto, a indulgência excessiva na comida não está relacionada à alegria, mas, sim, à ausência dela. Portanto, não se trata de reprimir o prazer de comer, mas, ao contrário, de cultivá-lo de forma saudável. Isso envolve satisfazer o prazer de comer ao selecionar alimentos que contribuem para manter um peso satisfatório dentro de uma dieta equilibrada.

Para essas pessoas, mais do que qualquer outro grupo, é proibida a privação alimentar. Qualquer plano de dieta deve preservar o prazer de saborear os alimentos oferecidos. Cultivar o prazer de comer também envolve adicionar prazeres complementares, como apreciar comida de qualidade, selecionando entre os alimentos acessíveis aqueles que oferecem os sabores mais sutis; em suma, desenvolver o paladar e passar de um prazer grosseiro para um prazer mais refinado.

Ao agir conscientemente em relação à alimentação, é possível descobrir novos prazeres que complementam a experiência de alegria ao comer. A diversificação das fontes de alegria durante as refeições permite limitar as quantidades ingeridas, se forem excessivas, sem limitar a experiência de alegria. Por exemplo, ao se familiarizar com a arte de preparar a mesa, aprenderemos o prazer de uma mesa lindamente decorada e arrumada, com talheres atraentes que estimulam os olhos antes mesmo de a comida chegar às papilas gustativas. Iniciando-se na arte de cozinhar, descobriremos o prazer da criação. Estas duas artes abrem o caminho para o prazer de receber e compartilhar a alegria de comer bem, e uma alegria compartilhada é multiplicada por dez.

Os desmancha-prazeres

A alegria é uma emoção que deve ser acolhida sem restrições. Não se deve hesitar em procurá-la. Sua presença afasta as emoções negativas, que podem produzir quilos emocionais. Além disso, vimos que está ligada a neurotransmissores do cérebro que têm um impacto favorável no peso. Mas, para alguns, a alegria é de difícil acesso porque pode ser assustadora.

A alegria assusta aqueles que não se habituaram a ela durante a infância e ou que a consideram terra desconhecida. Sobretudo aqueles que cresceram num clima de insegurança, no qual, de repente, o pior poderia acontecer. Infelizmente, esses indivíduos tornaram-se prisioneiros de uma expectativa ansiosa permanente. Para não serem surpreendidos pelo azar, eles se mantêm sempre vigilantes e atentos para não se deixar levar pela alegria.

Existem também aqueles que veem a vida através de uma lente supersticiosa, pseudorreligiosa, que afirmam que, depois de uma grande alegria, segue-se necessariamente uma grande desgraça. Em suma, que para toda alegria há um preço a pagar. Esse modo de pensar diz respeito, em particular, àqueles que associam a alegria ao pecado, confundindo a alegria genuína com os prazeres da devassidão. Ou, sobretudo, aqueles que cresceram num ambiente onde tinham a sensação de que seu bem-estar era suspeito aos olhos de seus pais, ou foram submetidos a uma educação dominada por restrições e obrigações, com a sensação comprovada ou fantasiada de que qualquer prazer era rejeitado, ou, enfim, simplesmente aqueles que cresceram num ambiente carente de alegria de viver. Todos devem estar cientes das origens de sua contenção e se permitir experimentar a alegria, pois "a alegria prolonga a vida".*

---

* Eclesiástico, 30, 23.

Falsa alegria

Mesmo transitório, o sentimento de alegria tem um impacto benéfico real no peso, desde que não seja interrompido abruptamente. Momentos de alegria intensos, porém breves, que levam a oscilações repentinas de humor sombrio, não são benéficos para a perda de peso. Pessoas com transtorno bipolar, que experimentam alternâncias entre estados de euforia e tristeza ou ansiedade profundas, estão muito sujeitas a variações de peso; os quilos emocionais são, então, para a psique, um meio de estabilizar um navio que parece navegar aos quatro ventos.

É claro que a alegria depende do sofrimento: quando estamos com fome, a comida fica muito melhor. É por isso que é importante procurar uma alegria que não esteja ligada apenas à satisfação imediata de uma falta criada artificialmente, como restrições alimentares seguidas de compulsões excessivas. Quanto mais extrema, mais fugaz é a alegria. Não são os picos de alegria que devem ser visados, mas um estado de alegria contínuo e sereno, que é mais propício para perder os quilos emocionais. Uma sucessão de pequenas alegrias simples compõe um tapete emocional sobre o qual você pode aliviar o peso emocional extra.

É, portanto, necessário descobrir situações e atividades que podem trazer alegria e se envolver nelas, e, em cada ocasião da vida, ter uma perspectiva positiva do que acontece com você, ou seja, identificar, desde o início, os aspectos positivos em vez de focar a escuridão

A alegria depende de quem somos e do que nos acontece, não está nas coisas, mas em nós mesmos. Enquanto a diversão apenas toca a superfície de nosso ser e tem pouco impacto na liberação dos quilos emocionais, a alegria está em plena harmonia com nossa vida interior e mobiliza nossa autoimagem. Se você está alegre, evite abandonar rapidamente essa emoção, como fazem algumas pessoas que não podem deixar de pensar imediatamente nas preocupações do passado ou nos problemas que estão por vir. A alegria é uma fuga do tempo; por isso, tenha cuidado para não deixar seus pensamentos se perderem além do presente. Aprenda, enfim, a colher as alegrias do mundo e a compartilhá-las com os outros, criando empatia com as pessoas ao seu redor e com a sociedade como um todo. Em resumo, faça da alegria seu alimento principal.

9

Os quilos da depressão

Pessoas que sofrem de depressão têm maior tendência ao sobrepeso. Estudos estadunidenses recentes confirmam a estreita ligação entre obesidade e depressão, em particular em mulheres, levando em consideração outros fatores, como nível de escolaridade, estado civil, tabagismo ou uso de antidepressivos. Mulheres com diagnóstico atual ou passado de depressão são 60% mais propensas a serem obesas do que as que nunca foram deprimidas. Elas são muito mais propensas a ficarem deprimidas se forem obesas e, inversamente,[*] mulheres obesas têm o dobro de probabilidade de desenvolver depressão. Um estudo[**] abrangendo cerca de quinhentas pessoas realizado no norte da França revelou que 25% das mulheres com excesso de peso ou obesas estão deprimidas, em comparação com apenas 14% das mulheres com peso saudável.

Por outro lado, nos homens, não houve evidência de relação entre sobrepeso e depressão. Isso sugere que os homens expressam seu sofrimento depressivo de maneiras diferentes que não seja o ganho de peso? Segundo os pesquisadores, as mulheres sofreriam mais do

---

[*] De acordo com uma pesquisa americana realizada com 4.641 mulheres com idade entre 40 e 65 anos.

[**] M. Coeuret-Pellicer, M. A. Charles, J.-M. Borys, A. Basdevant e o grupo de estudos FLVS, *Association between Obesity and Depressive Symptoms in General Population*, Observatório dos hábitos alimentares e do peso, 2002.

que os homens afetados pelo sobrepeso, em razão das consequências morais associadas a ele. Para elas, seria, portanto, um estado depressivo resultante da obesidade, vivido de forma distinta em comparação aos homens.

Como a depressão age sobre o peso

O estado depressivo provoca lentidão em todas as funções psíquicas, é como uma hibernação. Durante a depressão, uma pessoa desenvolve menos atividades mentais do que o habitual em todas as áreas. Além disso, a falta de autoestima característica dos estados depressivos faz com que a pessoa se sinta insignificante, com a sensação de que suas palavras são vazias e sua vida é fútil e sem sentido. "Eu me sentia como uma roda girando em falso", diz Annie sobre sua recente depressão. "Eu não me envolvia com mais nada e me sentia menos do que qualquer outra pessoa. Estava abandonando minha própria vida", confidencia outra paciente.

Normalmente, durante a depressão, a perda do prazer pela vida é acompanhada por uma perda de apetite e diminuição do interesse pela comida. Então esgotamos nossas reservas (como na hibernação) e, como resultado, ocorre a perda de peso.

Mas existem estados depressivos que levam ao ganho de peso justamente como mecanismo para combater a depressão e a sensação de vazio, que impulsiona a comer além das necessidades básicas.

O ganho de peso também é causado pela falta de atividades físicas. Pessoas deprimidas se movem menos, ficam sentadas ou deitadas por mais tempo. Isso explica a sensação de cansaço característica da depressão, assim como a diminuição geral da motivação, da vivacidade e do interesse por todos os tipos de atividade. É notável também que pessoas com histórico de depressão sejam mais propensas a serem fisicamente inativas.

O estado depressivo também favorece o consumo excessivo de álcool. Trata-se de um aumento das doses para aqueles que estão habituados a consumir álcool moderadamente, mas de forma crônica (vinho durante as refeições ou um aperitivo à noite). Ou consumos intensos, em crises, levando a estados de embriaguez, quer se esteja sozinho ou acompanhado. O álcool é, então, usado como automedicação para combater a ansiedade, que é frequentemente associada à depressão, mas também diretamente contra o estado depressivo, tendo um efeito desinibidor e euforizante. Infelizmente, além de seus outros efeitos prejudiciais, o álcool causa um efeito rebote, ou seja, reativa, no dia seguinte, a ansiedade que foi suprimida no dia anterior, e, a longo prazo, tem um forte poder gerador de depressão.

Às vezes, comer em excesso faz parte de um comportamento agressivo em relação a si mesmo. Essa forma de autoagressão faz parte de um campo mais amplo de aversão a si próprio, com frequência observado em pessoas deprimidas. Éva confessa: "Eu comia qualquer coisa, sem prazer, ou então com o prazer de me macular. Eu parecia uma lata de lixo". "Um latão de garrafas para reciclagem" para alguns, como Paul, que afogou sua depressão no consumo considerável de álcool, o que também contribui para o ganho de peso.

Entre outros mecanismos de ganho de peso decorrentes do estado depressivo, há os episódios de hiperfagia bulímica, mais frequentes nesse grupo da população.

A regressão é comum em estados depressivos prolongados. Isso é particularmente visível nas depressões infantis, em que há um retorno a uma fase anterior de desenvolvimento: o nível de linguagem pode diminuir; as crianças voltam a fazer xixi na cama quando já não faziam mais; o nível cognitivo regride, o que resulta em dificuldades escolares; fazem coisas bobas que haviam sido superadas. É menos óbvio perceber tudo isso nos adultos, a não ser por uma entrega a prazeres pouco elaborados, especialmente o prazer de consumir alimentos de baixa qualidade, e muitas vezes com alto valor calórico. A pessoa deprimida desiste de se cuidar, e também de preparar "boas refeições" para os outros. Ela recupera o gosto infantil por alimentos ricos em amido, laticínios, doces e tudo o que pode ser engolido e digerido sem esforço, alimentos que são mais sugados do que mastigados.

A experiência depressiva de pessoas que até então exerciam um grande controle sobre si mesmas leva a um abandono ainda mais considerável. Além disso, é esse autocontrole excessivo, que consome muita energia psíquica, que induz à depressão. Esse "abandono" resulta, em particular, num comportamento alimentar desenfreado após um período de restrição cognitiva muito rígida.

No entanto, essa experiência depressiva torna algumas mulheres mais acessíveis e disponíveis. A depressão confere a elas uma maior humanidade e permite que surja uma verdade interior que antes estava mascarada por comportamentos superficiais que serviam apenas para mantê-las num lugar seguro. Se a depressão for vista como uma oportunidade para aceitar a si mesma, suas forças, mas também suas fraquezas, e reduzir as demandas de um perfeccionismo tirânico em relação a si mesma, ela também pode levar ao equilíbrio, resultando num peso saudável e num bem-estar aumentado.

A depressão é causada por uma perda: de uma pessoa (luto, coração partido, perda de um amigo), de um emprego, de um passado (mudança, adolescência), de uma identidade (adolescência, menopausa, mudança física devido a um acidente), de seus ideais, suas crenças, suas esperanças ou, em grandes depressões, a perda de si mesmo (quando não nos reconhecemos mais). Comer, dependendo do alimento, é uma forma de compensar "concretamente" essa perda real, imaginária ou simbólica.

Por fim, o sobrepeso resultante mantém o estado depressivo pela imagem negativa que a pessoa tem de si mesma, reforçando a baixa autoestima própria do estado depressivo. Mas é também a postura de rejeição do entorno e da sociedade que acentua ainda mais essa baixa autoestima e, portanto, a depressão. A estigmatização de quem está acima do peso pode afetar sua autoestima e dificultar seus esforços para perder peso.

O diagnóstico e o tratamento da depressão são primordiais antes de qualquer abordagem de dieta, independentemente de qual seja.

O PAPEL DOS MEDICAMENTOS

Os tratamentos medicamentosos para a depressão às vezes podem causar ganho de peso. Esse não é o caso, ou apenas de forma limitada, dos antidepressivos que inibem a recaptação da serotonina, isso ocorre, todavia, com os antidepressivos tricíclicos, que são mais antigos e ainda são eficazes, mas que podem levar ao aumento de peso. No entanto, isso deve ser relativizado, uma vez que esses medicamentos são eficazes no alívio dos sintomas da depressão e na eliminação dos fatores específicos da doença que podem contribuir para o ganho de peso.

Algumas depressões se inserem no contexto dos transtornos bipolares. São depressões que evoluem em ciclos e são causadas por fatores desencadeantes que podem ser mínimos, associando estados depressivos a episódios eufóricos. Nesses casos, são frequentemente prescritos reguladores do humor, como o lítio ou medicamentos com o princípio ativo valproato de sódio, que também podem causar algum aumento de peso.

Os neurolépticos por vezes são prescritos como reguladores do humor ou para aliviar transtornos de ansiedade ou ideias pseudodelirantes que, às vezes, acompanham grandes depressões. Os neurolépticos provocam ganho de peso de até vinte quilos.

Antes de abordarmos o tratamento da depressão fora do uso de medicação, é importante considerar dois estados particulares intimamente relacionados à depressão: o luto, que se manifesta na forma de depressão após o período de negação e raiva; e o estado maníaco, ou mania, que é exatamente o oposto da depressão, combinando euforia, insônia, agitação e um fluxo excessivo de palavras. Na verdade, mania e depressão são dois lados da mesma moeda e coexistem no transtorno bipolar (anteriormente conhecido como "psicose maníaco-depressiva"), em que ocorrem alternâncias entre os estados depressivos e maníacos em ritmos variáveis.

A MANIA

Liliane está gastando muito dinheiro há vários dias. E não é época de liquidação. Seus familiares e amigos não a reconhecem mais. Normalmente, ela nunca fica no vermelho. Desta vez, seu gerente telefonou para alertá-la. Mas Liliane mandou ele "se catar". Ela tem se mostrado particularmente ousada nos últimos tempos, com um humor de gosto duvidoso. Acha que tudo é permitido, os vizinhos reclamam quando toca música muito alta no horário em que todos dormem, porque ela dorme cada vez mais tarde. Liliane, que até então cuidava de sua silhueta, ganhou alguns quilos. É como se ela estivesse se livrando de todas as formas de imposição. Liliane está passando por um episódio maníaco.

A mania, no âmbito médico, não tem nada a ver com o termo "maníaco", que se refere a pessoas obcecadas por algo. Seria mais o contrário, uma vez que a conduta dessas pessoas parece tumultuada. Durante esses episódios, mais ou menos intensos, observamos humor eufórico, comportamento desinibido e hábitos alimentares descontrolados, que podem chegar à gula, às vezes ingerindo substâncias tóxicas como álcool. Além disso, vemos redução do tempo de sono, observações cínicas, desenvoltura, agressividade em caso de obstáculo imposto por outros a seu sentimento de onipotência etc.

O tratamento antidepressivo com medicamentos pode desencadear um episódio maníaco em algumas pessoas. O estado maníaco é tratado com neurolépticos, aos quais podem ser adicionados estabilizadores de humor como tratamento de base. Enquanto o estado depressivo pode reduzir o apetite, a mania, ao contrário, é caracterizada por um transbordamento instintivo, um relaxamento à mesa que resulta em quilos emocionais aos quais se somam os induzidos pelos medicamentos.

Mas a mania nem sempre se manifesta como uma crise. Assim como algumas pessoas evoluem com um fundo depressivo crônico, outras são hipomaníacas. São muitas vezes pessoas simpáticas, que parecem estar dispostas a tudo, mas que não levam nada adiante devido à falta de rigor, de perseverança e a uma dificuldade em suportar limitações e frustrações. Nem todas as pessoas hipomaníacas estão acima do peso, mas, para aquelas que têm uma ênfase no prazer, a falta de restrições (de uma dieta equilibrada em comparação com a facilidade dos fast-foods em particular) e a falta de sono podem contribuir para o ganho de peso em excesso.

O LUTO

Vimos que comer é uma forma primitiva e arcaica de compensar uma perda, qualquer que seja sua natureza. Na maioria das culturas, come-se após a morte de alguém. O canibalismo era uma maneira de iniciar o luto incorporando partes do corpo de um ente querido, e em particular o mais simbolicamente carregado, o coração, tanto para adquirir suas qualidades como para continuar a dar-lhe vida. Na religião cristã, é o corpo de Cristo falecido que é comido com a hóstia. E uma refeição fúnebre ocorre após os enterros. É uma oportunidade para nos unirmos, para mostrar que a vida continua através do ato vital de comer, mas também simbolicamente de consumir aquele que partiu.

Não é incomum perder peso em decorrência do luto. O sofrimento pode cortar o apetite de viver e de comer. A depressão que geralmente acompanha o luto pode causar, como vimos, variações de peso que podem representar a perda ou o ganho. Antônio relata: "Quando perdi meu pai, perdi treze quilos. Fiquei pele e osso, parecia um cadáver". Perder peso pode ser uma maneira psicologicamente desejada de se tornar um só com o falecido, uma forma de se identificar com ele numa abordagem de extrema empatia. Por outro lado, e às vezes como resultado desse primeiro mecanismo, o ganho de peso pode ser explicado por uma operação psíquica de incorporação do falecido. Antônio continua: "Um ano e meio após a morte dele, recuperei meu peso inicial e até ganhei alguns quilos extras, que se alojaram na região abdominal. Agora, tenho o mesmo 'pneuzinho' que meu falecido pai".

COMO LIDAR COM A DEPRESSÃO

A depressão é assunto para ser tratado por um especialista. É preciso, antes de tudo, identificá-la. Seu médico pode diagnosticá-lo e encaminhá-lo para um psiquiatra. Mas também é possível buscar diretamente a ajuda de um especialista. Uma vez confirmado o diagnóstico, o médico fornecerá cuidados que incluirão psicoterapia regular, possivelmente combinada com tratamento medicamentoso. No entanto, esses cuidados não devem impedi-lo de agir diretamente em relação a isso.

Toda depressão remete a uma perda

Se você sofreu a perda de um amigo, de um amor ou de um emprego, não julgue negativamente todo o tempo que foi dedicado a essa pessoa ou ao trabalho realizado. Não devemos avaliar uma história apenas por seu final. Não consideramos que a vida seja um fracasso apenas porque ela termina com a morte! Se a história existiu e acreditamos nela, qualquer que tenha sido sua duração e sua conclusão, mais ou menos triste, não podemos falar de fracasso.

Em caso de perda (como o rompimento de uma amizade, uma separação romântica, um luto, um aborto espontâneo ou uma demissão), perdemos parte de nós mesmos, mas também nos deparamos com um "corpo" morto dentro de nós, do qual teremos que nos livrar para que outro possa ganhar vida. Algumas pessoas tentarão negar a presença desse "corpo". Para isso, queimarão fotografias, descartarão objetos, cortarão relações, mudarão de ambiente e, basicamente, eliminarão todas as formas de lembrança. Nem pensar em falar no assunto. Elas constroem uma barreira em torno desse "corpo". A desvantagem desse recalque é que esse objeto mental obsessivo e nunca expulso será traduzido de forma concreta pelo corpo para que a mente possa se livrar dele. Essa concretização pode se manifestar como ganho de peso (ou, infelizmente, em alguns casos, como o surgimento de células malignas).

Deixe sua dor viver

Por isso, é importante libertar-se da dor e da angústia sem negá-las, e deixar o ninho confortável da negação. Bloquear as lágrimas é correr o risco de se afogar na dor.

Não jogue nada fora no início. Guarde todas as fotos em caixas, no fundo de um armário, no porão, no sótão ou as confie a seus pais. Não se mude imediatamente. Qualquer mudança é estressante e você já está suficientemente estressado. Vá devagar. Não aceite cargas extras de trabalho sob o pretexto de que isso ajudará você a esquecer. Isso, ao contrário, o impedirá de extravasar e acrescentará cansaço a seu estado geral de enfraquecimento.

É verdade que a sociedade não nos ajuda nesse aspecto. Os rituais e os sinais externos de luto são, com frequência, negligenciados. Qualquer separação, qualquer fracasso é um luto. É difícil encontrar pessoas disponíveis para ouvir sua dor. Elas vão tentar consolá-lo dizendo que você precisa esquecer, seguir em frente, que "perdemos um e encontramos dez", que você terá outro filho, que encontrará um emprego, que tem muitos amigos, que terá outra chance... E as lágrimas são malvistas.

A única forma de expressar tristeza e ser ouvido é dizer que estamos sendo acompanhados por um psicólogo ou que estamos tomando antidepressivos. Infelizmente, hoje em dia, para que a dor seja ouvida e levada a sério por aqueles que nos rodeiam, é necessário medicá-la! Dizer que está tomando medicação substituiu as lágrimas ou o luto como código de comunicação. Mas essa medicalização é uma armadilha, porque permite que as pessoas ao redor se desresponsabilizem: "Eu não conseguiria ajudá-lo, você deveria procurar um psiquiatra" atua como uma resposta à necessidade de ser ouvido e confortado.

Dar tempo a si mesmo

Dedique tempo para si mesmo. Não desista de encontrar ouvidos atentos, além dos profissionais, para ouvir sua dor. Um estranho num café às vezes pode ser um ótimo ouvinte. Pense, leia, não faça nada e deixe sua dor fluir. Permita-se não ser produtivo.

Informe as pessoas ao seu redor, mesmo que seja difícil para elas ouvir que você está infeliz e que estará num ritmo mais lento por um tempo. Dê instruções para que não se ofendam com sua tristeza e deixe claro que você não se importa de receber um pouco de atenção. Aceite ajudas pontuais, convites para jantar, passeios, mas, em troca, peça permissão para se distanciar um pouco e nem sempre estar preocupado com o que diz ou faz.

Não há necessidade de tentar parecer forte, porque há o risco de dependerem de você novamente, e você não precisa disso. É claro que cuidar dos outros pode permitir que você se esqueça de si mesmo e aparentemente sofra menos, mas não se deve esquecer de si mesmo, e adiar o sofrimento nunca leva à cura. Ignore os conselheiros e sua própria razão, que não sabem nada sobre seu coração e o pressionam a fazer sempre mais, a seguir em frente, a não deixar a peteca cair e a mostrar o melhor de si.

Inspirar bem-estar

Após o período de pausa concedido, permita que a alegria de viver retorne gradualmente. Conhecer e reconhecer sua própria dor a dissipará, assim como conhecer e reconhecer a própria alegria a desenvolverá. Durante esse período de reclusão, você aprendeu a colocar as coisas em perspectiva e a compartilhá-las. Agora, você pode se abrir para os outros.

Depois de ter expressado sua dor, é importante inspirar bem-estar para respirar a alegria de viver. Procurar por momentos de alegria, de bem-estar ou de felicidade que você deixou escapar em sua vida permitirá que identifique quais teriam sido as formas de os reter. Reencontre o desejo e os anseios. "Para haver desejo, é necessário que haja um chamado além dos hábitos conhecidos", escreveu Françoise Dolto. Aventure-se além das regras. Dê espaço ao incomum. Aceite as propostas que antes recusava apenas porque tinha tarefas domésticas. Transgrida seus hábitos. Florescer é descobrir novas capacidades. Teste-se em áreas que você não conhecia. Experimente! Aqueles que se dão prazer são os que realmente o experimentam. Presenteie-se com alguns! Cuide bem de si mesmo, tanto em pensamentos quanto em ações. Aprenda a se mimar e a cuidar de si. Procure memórias antigas ou recentes, anedotas ou momentos mais significativos, lembranças agradáveis que tragam relaxamento, diversão ou aqueçam seu coração. Lembre-se de tudo o que tem sido fonte de alegria e de todos seus sucessos em qualquer área.

Ative também seu corpo, que ficou em desaceleração durante os momentos mais angustiantes da depressão. A ativação fisiológica aumenta em dez vezes o sentimento emocional. Assim, para recuperar a dinâmica das emoções positivas, ative seu corpo. A prática de esportes é recomendada, desde que você realmente goste de todas as atividades que possam fazê-lo vibrar. Experimente várias delas e não se sinta obrigado a continuar se o tédio prevalecer. Desperte também sua percepção sensorial: cheire, saboreie, toque, ouça, observe o que lhe é apresentado e vá descobrir novos perfumes, alimentos, materiais, músicas e imagens.

Deixe o bom humor conquistá-lo. Comece, de forma voluntária, a se permitir sentir prazer nas diferentes circunstâncias da vida, deixando de pensar no passado ou no futuro e se concentrando no momento presente. Ter vivido as dificuldades da vida deve torná-lo mais receptivo às alegrias simples. Não persiga mais o "sempre mais" e desfrute dos pequenos prazeres.

Perceber o que há de bom em cada situação é o segredo da felicidade. Imagine que uma câmera está filmando sua vida: cada sequência de seu cotidiano ganha importância e se torna um momento único. Dê-se um tempo. Intervenha de forma positiva para que seu ambiente e as pessoas ao seu redor interajam com seu bem-estar. Portanto, cuide de sua saúde, de suas condições de trabalho, de sua casa, de seus amigos, de seu parceiro, de seus pais... Aja em relação a sua aparência (roupas, maquiagem, cabelo), porque isso terá um impacto em seu ânimo, bem como na maneira como os outros interagirão com você. Dê prioridade, em suas decisões diárias, àquelas que promovam seu bem-estar. Pensar em sua felicidade deve se tornar uma questão de extrema importância. Ouça os conselhos que daria a seu melhor amigo em relação a isso. Não resista mais à felicidade, ela não é nem fútil nem egoísta. Liberte-se da culpa de ser feliz. Sua infelicidade não é útil para ninguém. E se as tristezas passadas ainda o impedirem de reencontrar a alegria, pense em todos os infortúnios dos quais você escapou.

Por fim, uma última coisa: para alcançar a felicidade, é preciso inventá-la. Portanto, não tome o exemplo dos outros, pois isso o inibiria. Crie sua própria felicidade a partir de sua própria frequência emocional.

10

MELHORAR A AUTOIMAGEM

UM POUCO DE FORÇA DE VONTADE

É importante destacar que a perda de peso, ao contrário de uma ideia que foi transmitida por muito tempo, não é simplesmente uma questão de força de vontade. E as pessoas com sobrepeso não são menos determinadas do que as outras. No entanto, a recusa absoluta a qualquer restrição leva a desequilíbrios em várias áreas da vida. No contexto da alimentação, ao querermos comer o tempo todo, em qualquer lugar, não nos esforçarmos (um esforço que pode se tornar prazeroso se nos dermos tempo) para cozinhar, preparar uma mesa adequada e nos sentar confortavelmente para as refeições, acabamos engolindo mais do que comendo. Pratos prontos que só precisam ser aquecidos por dois minutos no micro-ondas, fast-foods, salgadinhos disponíveis em máquinas de venda automática, nos levam, por preguiça, a consumir muito além do que nosso corpo precisa. Especialmente porque, quando nos empanturramos em frente à televisão, não prestamos atenção às quantidades que ingerimos.

Embora a força de vontade desempenhe um papel na realização de uma dieta, não deve se pecar pelo excesso. Trata-se, sobretudo, de uma questão de resistência. O processo de emagrecimento se beneficia de uma abordagem a longo prazo, não de uma mentalidade de "tudo, aqui e agora". É necessário que nossa psique tenha tempo para se habituar e aceitar a nova imagem corporal que estamos buscando. Também é necessário não se desmotivar pelo fracasso resultante de um objetivo inatingível. Muitas vezes, perdemos peso rapidamente nos primeiros dias e, por efeito rebote, o recuperamos com a mesma velocidade. Leva tempo para compreender o significado de nossa relação com a comida, para modificar nossos comportamentos alimentares, para encontrar outras fontes de prazer ou outras formas de expressar nossas emoções.

Para isso, é útil estabelecer objetivos limitados e avançar aos poucos. A dieta não deve ser uma punição ao corpo. Não se trata de refrear, punir, mas de desacostumar o corpo. Comece com o objetivo de perder entre 5% e 10% de seu peso. E estabeleça como ritmo, por exemplo, quinhentos gramas por semana, ou seja, dois quilos por mês. O programa dietético deve envolver a redução da ingestão calórica em quinhentas calorias por dia, combinada com exercícios físicos agradáveis durante a semana. Você também pode manter um diário para registrar a evolução de seu peso, bem como sua ingestão calórica, da mesma forma como mantemos um diário de emoções e seus ativadores no dia a dia.[*]

Uma vez alcançada a perda de 5% a 10%, continuamos vigilantes, desta vez com o objetivo de manter o peso. Após vários meses de manutenção, é possível considerar um novo programa de perda de peso se ainda estiver acima do peso, mas sempre adotando uma abordagem gradual e com metas limitadas.

Ter força de vontade também implica trabalhar em si mesmo para entender as razões que dificultam a perda de peso, apesar das diversas dietas tentadas. É buscar os mecanismos inconscientes que nos impedem de nos livrarmos desse invólucro gorduroso que é externo a nossa identidade. É também a realização de exercícios físicos ou

---

[*] Ver o capítulo 2, "Identificar o que nos faz comer".

outras atividades que são formas diferentes de alimentação e que, por sua vez, não causam sobrepeso. É se alimentar de forma saudável, encontrar tempo para descansar, conhecer seus limites pessoais, estar atento às emoções e mudanças de humor, compartilhar experiências com os outros e não nos esquecermos de cuidar de nós mesmos em benefício de todos os outros. Por fim, é aceitar ser ajudado por seu entorno ou por profissionais.

A motivação é o principal motor da força de vontade. É mais fácil ganhar força de vontade quando temos motivação. E a motivação é uma questão de emoções.

Motive-se

A falta de motivação é uma das principais razões pelas quais as dietas (independentemente do tipo) e a perda de peso em geral falham.

As origens dessa falta de motivação devem ser procuradas no campo das emoções.

São os repetidos fracassos que desencorajam. Eles prejudicam a autoestima e a capacidade de lutar contra o que se considera uma fraqueza, um fracasso, um defeito ou até mesmo um vício. Ao recuperar o peso perdido, você se julga inútil, incapaz, sem força de vontade e falível. Essa baixa autoestima pode se estender para outras áreas além do comportamento alimentar. É em sua totalidade que você se julgará mal. Quanto menos acreditar em si mesmo, menos motivação terá. Por isso, não devemos encarar esse projeto como uma luta ou um dever escolar no qual podemos falhar e ser julgados, ou pelo qual receberemos uma nota. Em vez disso, devemos vê-lo como uma iniciativa pessoal, uma busca pelo prazer e pelo desejo de descobrir nossa verdadeira natureza que está escondida sob uma aparência enganosa.

É sobretudo uma procura de si próprio que está em jogo na aprendizagem ou redescoberta do verdadeiro prazer de comer e saborear para substituir a gula. Mas também a descoberta de todas as emoções que nos governam e nos definem em parte. Ora, partir em busca de si mesmo não é uma obrigação e, portanto, não há motivo para ter medo de falhar. É uma jornada, uma odisseia interior, em que o que está em jogo é você e seu bem-estar, e não o olhar externo. Para se motivar, mude a definição de seu projeto: não se trata apenas de perder peso, mas de ganhar prazer e autoconhecimento.

A falta de motivação está relacionada à dificuldade de imaginar e antecipar o que você poderia se tornar ao emagrecer. Reserve um tempo para se deitar e imaginar a pessoa que seria em diferentes circunstâncias da vida. No entanto, perder quilos emocionais não se trata apenas de ser a mesma pessoa, só que mais magra. Imagine-se transformado em alguém menos estressado, menos triste, menos zangado, menos frustrado etc. Talvez você já tenha sido assim no passado e tenha se esquecido de como era ser mais feliz.

As pessoas magras ao seu redor provavelmente não oferecem uma imagem de felicidade, sobretudo por conta das restrições que elas impõem a si mesmas. Você está certo em não as usar como modelo, mas, sim, pessoas que sempre tiveram um peso saudável, pois é assim que você se parecerá quando perder seus quilos emocionais. De fato, não é se restringindo que você os perderá, mas recuperando o que deveria ter sido sem esses fatores que desregularam seu comportamento alimentar, às vezes desde os primeiros anos de vida.

Por fim, por trás de uma ausência geral de motivação, a hipótese de um estado depressivo deve ser considerada. Esse estado dá uma visão sombria da vida e do futuro, acompanhado por desmotivação geral, humor triste e sensação de cansaço. Vimos, no capítulo sobre depressão, suas relações com o peso e as maneiras de combatê-la.

Para se motivar, muitas vezes é necessário ter autoconfiança e capacidade para atingir seus objetivos. A falta de autoconfiança favorece o isolamento, a desistência, a frustração e, consequentemente, os quilos emocionais. A imagem negativa que temos de nós mesmos nos leva a nos esconder atrás dos quilos, a manter uma aparência que consideramos negativa ou a nos agredir comendo em excesso.

SOMOS CONSTRUÍDOS POR PALAVRAS

As crianças são sensíveis aos desejos das pessoas ao seu redor. Os discursos repetidos sobre elas têm influência na construção de sua identidade. Portanto, os elogios proporcionam à criança uma boa autoestima e a tornam mais confiante. Por outro lado, as críticas constantes são internalizadas pela criança como verdades. Ao dizer a uma criança que ela é desajeitada, ela acaba se tornando realmente isso. Na infância, lembro-me de minha mãe, preocupada com minha segurança, dizendo a cada vez que eu andava de bicicleta: "Cuidado, você vai cair". De maneira inevitável, eu acabava caindo alguns metros adiante, como se, mesmo que inconscientemente, eu não pudesse provar que ela estava errada.

As crianças procuram ansiosamente agradar os pais a longo prazo. Mesmo nas repreensões que ouvem como imposições. Em situações de divórcio, os pais nem sempre são objetivos. Não é raro uma mãe censurar o filho por ser "como o pai" a cada besteira que faz. Mas o risco é de que o filho, que busca se assemelhar àquele que sua mãe escolheu para lhe dar a vida, tome como modelo não o pai como ele o vê (especialmente se ele o vê apenas dois fins de semana por mês), mas aquele de quem sua mãe fala, isto é, um amálgama de defeitos e erros.

É claro que existem reações formadoras, e as crianças tentarão mostrar aos pais que não são o que falam delas. Mas isso à custa de um conflito psicológico e de um conflito de lealdade que pode se manifestar como quilos emocionais. E, quando nos construímos por oposição, continuamos a nos construir em referência a um discurso parental. Portanto, quer façamos o que nos é dito ou o contrário, permanecemos sob a influência do outro. Obviamente, quaisquer que sejam os elogios, existem habilidades que não se manifestam, independentemente das crenças, ilusões ou encorajamento das pessoas ao nosso redor. No entanto, a criança desenvolverá suas habilidades e ganhará autoconfiança.

Felizmente, ao contrário do que muitos acreditam, nem tudo acontece antes dos três, seis ou mesmo trinta anos. Podemos mudar em qualquer idade, mesmo que já não tenhamos a mesma flexibilidade, a mesma plasticidade cerebral que tínhamos na infância. Naturalmente, nosso estoque de neurônios já não aumenta mais, mas os circuitos criados e que determinam nossas habilidades, estratégias comportamentais e a imagem que temos de nós mesmos não são fixos ao longo da vida. Conexões entre os neurônios podem ser estabelecidas e desfeitas em qualquer idade.

Torne-se seu próprio pai ou sua própria mãe

Analise as origens das crenças que tem sobre si mesmo para eliminá-las. Se você não se ama, não seria como Otávio, que, em sua casa, só havia amor para seu irmão mais velho, que era elogiado pelo pai, pela mãe e pelos outros membros da família, na qual o filho mais velho sempre foi superestimado? E por isso você se sentiu rejeitado e desfavorecido? Às vezes, a rejeição é parcial e compensada por um vínculo afetivo privilegiado. Você não era, afinal, o favorito da avó?

Por outro lado, algumas rejeições são reais, marcantes e generalizadas, e é importante levar isso em consideração. No entanto, se seus pais, em razão de suas carências, egoísmo ou dificuldades pessoais, não cumpriram a função deles e arruinaram parcialmente sua infância, isso não é motivo para você deixar que eles arruínem toda sua vida. Liberte-se deles, de seus discursos e corte os laços emocionais. Você não é mais a criança maltratada. Você se tornou outra pessoa. Você é um adulto com o mesmo poder que eles, que não têm mais poder sobre você. Torne-se sua própria mãe, seu próprio pai e desafie, se necessário, o que seus pais não fizeram ou fizeram de forma errada. "Rematernize" e "repaternize" a si mesmo. Diga a si próprio as coisas positivas que eles não disseram. E, para continuar crescendo, escolha outros modelos que não sejam seus pais em seu novo ambiente.

Imponha o próprio discurso a si mesmo

Para mudar sua autoimagem, existem duas abordagens: ações superficiais e ações mais profundas.

Na superfície, é importante substituir o discurso dos pais por nosso próprio discurso interno. Devemos convencer-nos de que temos as qualidades que gostaríamos de ter. Diga a si mesmo em voz alta, diante de um espelho, que você é lindo ou que é digno de amor. Elogie-se todas as manhãs e cuide de si mesmo para desenvolver autoestima. Não permita que os outros o rotulem. Quando ideias negativas são lançadas sobre você, como "preguiçoso", "mentiroso", ou "mau perdedor", aceite-as com naturalidade para poder contestá-las. Identifique também os apelidos pelos quais é conhecido, pois eles muitas vezes refletem a imagem que os outros têm de você. Nada o impede de exigir que o tratem de maneira diferente, mesmo que em sua família você seja chamado de "gorduchinho" há anos.

Ao mesmo tempo, livre-se dos rótulos que atribui a si mesmo, especialmente quando começa a se descrever e que, em geral, são autodepreciativos. Aprenda a responder às perguntas feitas sobre você de maneira mais detalhada. Reserve um tempo para se descrever. Treine por escrito, se necessário. Em vez de dar uma resposta breve quando alguém perguntar por sua profissão, como "sou assistente de contabilidade em meio período", especifique suas responsabilidades tanto no trabalho como em casa. Por exemplo: "Trabalho no departamento financeiro de uma empresa de moda. Garanto que todos os funcionários, desde o estilista até a costureira, recebam seu salário na data correta. E, em casa, ajudo meus filhos de oito e dez anos com as tarefas escolares e os acompanho em suas atividades esportivas e artísticas".

Imagine uma nova imagem de si mesmo

Quando estiver deitado, concentre-se em si mesmo a ponto de se representar mentalmente. Então, como se tivesse uma borracha mágica, apague todas as partes que deseja mudar fisicamente em você. Imagine-se fazendo coisas que nunca ousou fazer, dizendo coisas que nunca ousou dizer e interagindo com pessoas que dizem ou fazem o que você não se atreve. Antecipe, na imaginação, quem você deseja ser. Recorra a suas memórias dos melhores momentos de sua vida, períodos em que você mais se apreciou e se mantenha emocionalmente ligado a essas imagens positivas para encontrar aquele que você pode se tornar.

Aja

Para transformar profundamente sua autoimagem, é necessário seguir caminhos que antes pareciam inacessíveis de acordo com a imagem que tem de si mesmo. Aceite participar de um desfile de moda amador organizado pelo resort onde você está hospedado, embora não se ache bom o suficiente para isso. Faça aulas de natação, mesmo que não saiba nadar, sem pensar que é velho demais para começar. Escreva seu romance, mesmo que não tenha a oportunidade de publicá-lo; nada o impede de imprimir e oferecê-lo a seus amigos. Faça aquele salto de *bungee jump* para provar a si mesmo que pode superar seus medos.

Melhorar a autoimagem 201

Todas essas ações o ajudarão a desenvolver uma nova opinião sobre si mesmo e a mudar a maneira como os outros olham para você. Pois, se sabemos quanto o olhar que temos sobre nós influencia o olhar dos outros, muitas vezes nos esquecemos de que a recíproca também é verdadeira: o olhar dos outros pode mudar a percepção de nós mesmos.

11

COMO RELAXAR

Pessoas com sobrepeso, especialmente durante períodos de dieta (mas, para algumas, as dietas são constantes), com frequência se tornam vítimas de verdadeiras obsessões. Essas obsessões são pensamentos que dominam a mente e ocupam todo o campo da consciência, não deixando espaço para nenhum outro pensamento ou emoção.

A obsessão diz respeito aos quilos, às calorias ou à escolha dos alimentos a serem consumidos. Se não estão pensando em comer, estão pensando em não comer. Também ficam obcecados com os alimentos proibidos. Quando comem, pensam na quantidade de carboidratos e gorduras que estão consumindo e no impacto disso no peso. Quando se exercitam, pensam nas calorias que estão queimando. À noite, sonham que estão comendo. "Eu estava numa exposição de pintura", me confidencia Anne, "durante um período de restrição calórica, e só conseguia prestar atenção nos alimentos das telas".

E se essas obsessões estiverem escondendo algo mais? Algo que vai além do simples objetivo de perder peso ou do desejo de comer? Substituir nosso cérebro por uma balança de calorias, um cardápio de restaurante ou uma lista de compras de mercado impede que o utilizemos para outras finalidades. Será que o objetivo não é evitar que outros pensamentos considerados incômodos ou, de alguma forma, menos familiares, venham à tona? Memórias, desejos reprimidos, sonhos frustrados, sentimentos proibidos, emoções intensas ou novas que poderiam surgir se o espaço fosse liberado dessas obsessões. Pensar em comer ou em não comer evita ouvir-se, pensar em si mesmo, por medo do desconhecido, da nostalgia, dos arrependimentos, da amargura ou do eventual sofrimento a curto prazo.

Noutros casos, essas obsessões não retêm apenas pensamentos ou emoções, mas, pior ainda, retêm o vazio, que poderia invadir uma psique desolada. De fato, certas pessoas sofrem de inibição do pensamento ou dos desejos. Isso pode ser um estado transitório, uma sensação de vazio que é comum em casos de depressão profunda. Pode ser um estado mais profundo, afetando pessoas que, durante seu desenvolvimento, criaram um vazio em seus pensamentos por medo de deixar vir à tona pensamentos reprimidos, fantasias, ideias, memórias traumáticas ou desejos recalcados, como certos desejos sexuais. Não sendo capaz de fazer uma seleção e devido à intolerância geral em relação a seu inconsciente, o cérebro dessas pessoas reprimiu tanto sua imaginação que seus pensamentos se tornaram áridos e desprovidos de fantasia.

LIBERTE SEUS PENSAMENTOS

Se você se enquadra nesse último caso, não deve mais temer o que virá à tona em sua consciência: seus pensamentos proibidos, suas sensações reprimidas, seus instintos contidos, suas aspirações abandonadas. Aceite a possibilidade de tê-los em mente com tolerância. Você não é obrigado a expressá-los ou realizá-los, mas pelo menos esteja ciente da existência deles, mesmo que seja apenas para entender o que você não deseja que as pessoas saibam sobre você, o que não quer que seja expresso a seu respeito, para melhor controlá-los sem se enganar. E quem sabe, com o passar do tempo, você não esteja mais na mesma situação em que estava quando desistiu de certa emoção associada a certa ação, a certos desejos ou pensamentos. Hoje, o contexto mudou. Talvez você esteja disposto a liberar essa parte de si mesmo.

Foi após a morte de seu pai que Eleonora, ao passar por psicoterapia para perder peso, percebeu que nunca tinha sido feliz no amor. Ela, então, se lembrou de seu primeiro amor, aos onze anos, no Senegal, para onde seu pai tinha sido enviado a trabalho. Foi por um rapaz de sua idade. Quando seu pai percebeu seu inocente interesse, a proibiu de ver o rapaz, não hesitando em dizer que não havia a menor possibilidade de sua filha se apaixonar por um africano. Ela respeitou essa terrível instrução à risca e só viveu fracassos amorosos com homens que ela não desejava. A morte de seu pai e sua conscientização a libertaram. Embora não tenha reencontrado o Adama de sua infância, ela se casou com um homem de mesmo nome, originário da África Ocidental, e encontrou alegria. Em paralelo, ela se libertou de vários quilos que, sem dúvida, serviam para sufocar seu sofrimento e seu desejo. E não é que ela não percebesse os quilos que persistiam, em comparação com o objetivo que havia estabelecido para si mesma (o amor nos deixa cegos), mas eles já não a incomodavam mais.

Entre outros fatores responsáveis pelos quilos emocionais está a necessidade de controlar tudo. Apesar de paradoxal, aprender a deixar as coisas acontecerem é benéfico para se libertar do excesso de peso.

A MULHER DE GELO

"Elas se abandonaram!" As mulheres obesas ou com sobrepeso estão habituadas a esse tipo de comentário, quer seja direcionado a elas pessoalmente ou pelas costas. O drama é que acabam acreditando nisso e se consideram mulheres sem força de vontade. Em resposta, ou elas realmente se entregam à ingestão anárquica de alimentos, ou, ao contrário, fortalecem o controle que exercem sobre si mesmas, às vezes a ponto de se tiranizarem. No entanto, as mulheres que se controlam excessivamente, seja por sua natureza ou para perder peso, não são as menos suscetíveis a ganhar peso. Longe disso.

Você talvez seja uma dessas pessoas que têm tamanha força de caráter que é capaz de restringir suas fontes de prazer durante um longo período se considerar que esses prazeres são prejudiciais à imagem que tem de si mesma. Essas mulheres de gelo têm uma grande capacidade de colocar de lado, de congelar seus desejos em benefício de uma causa. Essa exigência em relação a si mesma é facilmente encontrada noutros campos: esportivo, profissional, familiar. Podemos contar com elas. Elas controlam a roupa, o comportamento e, claro, as emoções. Elas anulam seus desejos e acabam se sufocando pouco a pouco. Assistimos, então, a uma espécie de robotização. Os afetos ficam presos na rigidez do gelo. Essas mulheres de gelo costumam parecer frias à primeira vista. Elas não vão reclamar ou pedir ajuda facilmente. E estão em constante luta contra si mesmas. Seu superego, o "Grilo Falante" de nossa consciência, aquele que poderíamos chamar de nossa consciência moral, é particularmente opressor.

Quando esse autocontrole é direcionado para a restrição alimentar, os resultados não demoram a aparecer. As opiniões de especialistas e as regras de nutrição são seguidas estritamente. A mulher de gelo come o que é indicado, mesmo quando se trata de alimentos de que ela não gosta (e este é frequentemente o caso), como nutrientes proteicos, por exemplo, ou de que gosta, mas não deseja naquele dia. Alguns desses alimentos já não têm muita semelhança com os pratos que ela costumava consumir até então: pós para diluir, ingredientes secos para reidratar, barras de proteínas, líquidos nutritivos. Nada que lembre, em forma ou sabor, os pratos ou ingredientes apreciados. Por outro lado, ela proíbe-se absolutamente de consumir os alimentos de que gosta, ou mesmo que ama, quando lhe apetece.

206 Quilos emocionais

Rompimento consigo mesma

Com o tempo, essas pessoas obstinadas impõem a si mesmas uma ruptura real com aquilo de que gostam, com suas sensações, percepções e desejos. Finalmente, rompem com aquilo que são. Tornam-se surdas para sua voz interior. Dissociam-se de si mesmas.

Essa nova restrição não se aplica apenas às relações consigo mesma, mas também com os outros. A mulher em hipercontrole limitará os encontros com amigos para evitar refeições compartilhadas, a "boa comida" que comemos nas casas uns dos outros ou fora de casa, pois as refeições são o principal vínculo social. O mesmo acontece com os colegas de trabalho, com quem ela evitará almoçar. Ao fazer isso, além de se dissociar de seu eu interior, ela também se distancia de seu ser social e de suas emoções. Ao deixarmos de ouvir nosso eu interior, acabamos por não mais compreendê-lo e não o enxergamos, concentrando-nos apenas em nossas obrigações.

Volta ao tudo em um

É então que tudo pode se transformar numa imensa regressão. A criança, em plena evolução, aprende durante seu desenvolvimento, graças a seus pais, a distinguir suas diferentes necessidades e desejos, suas diferentes sensações e percepções agradáveis e desagradáveis, como fome, necessidade de dormir, dor física, medo, tristeza, alegria, raiva, desejo de ser observada, tocada, comunicar.

No caso do hipercontrole, acontece exatamente o contrário: assistimos a uma trágica desprogramação. O "tudo em um", próprio do recém-nascido, retorna. O indefinido reaparece. A linguagem interior tem apenas uma letra em seu alfabeto. Todas as sensações e necessidades podem se resumir numa só: a fome. Quer seja a fome de comida, sono, carinho, alívio, conforto, tranquilidade ou confronto.

E a pessoa reage consigo mesma como uma mãe deprimida que, sem tentar descobrir o que está por trás do choro do bebê, interpreta sistematicamente seus gritos como fome, oferecendo-lhe a mamadeira sem dizer uma palavra.

Comer se torna a única resposta para todas as oscilações emocionais, pois é fácil, e a obsessão por não comer colocou a comida em primeiro plano no palco mental. Quando a pessoa em hipercontrole se desvia de suas regras e come de forma desregulada, ela não percebe mais as sensações de saciedade e pode comer sem limites, às vezes de forma bulímica. E as oportunidades de ceder aumentam à medida que a dissociação com o eu sensorial se instala. Porque, então, tudo se torna fome! Medo, cansaço, todas as emoções de alegria, raiva, decepção, surpresa, tristeza, desejos sensuais ou sexuais podem ser interpretados como fome de comida e estimular a abertura de uma janela nesse universo prisional. No entanto, uma vez que essa janela é entreaberta, a corrente de ar pode se transformar num vendaval: respondemos a todos os tipos de necessidades ou sensações conglomeradas e fazemos reservas de bem-estar por medo de não termos o suficiente.

O QUE FAZER?

As técnicas de relaxamento que mencionei anteriormente para combater o estresse também são muito úteis para aprender a se soltar. Elas se baseiam na relação direta entre mente e corpo.

As técnicas de hipnose que podemos aplicar em nós mesmos (auto-hipnose) também são muito eficazes. Quando estamos no estado de "transe hipnótico", os músculos do corpo relaxam, a frequência cardíaca diminui, a respiração se torna lenta e profunda. Os pensamentos se tornam mais abstratos e direcionados para sensações, imagens e cheiros. Eles se tornam mais livres, sem controle.

Deixar-se levar implica correr riscos, como o de não controlar mais nada. Mas o controle absoluto não impede o perigo e, além disso, o controle total não é possível. É uma ilusão: podemos controlar nosso corpo, é claro, desde que ele não adoeça, mas que controle real temos sobre as pessoas e o curso das coisas? Deve-se, então, fazer uma análise pessoal para determinar o que realmente podemos controlar e o que é ilusório querer controlar, mas também as coisas sobre as quais não temos controle, mas podemos influenciar.

Relaxar significa reduzir a frequência dos "preciso" e "devo" que infligimos a nós mesmos durante todo o dia. É renunciar à perfeição em favor do bem-estar, renunciar à culpa e considerar que viver também é ter prazer, embora nossos pais sempre tenham desejado que nos tornássemos apenas pessoas de dever. E, se não conseguirmos, devemos nos obrigar a não fazer nada durante pelo menos algumas horas por semana, considerando isso indispensável para nos mantermos eficazes. E podemos esperar que você aproveite esse tempo e, acima de tudo, que o mundo continue girando... mesmo quando você está descansando.

Desapegar-se não significa desistir de seu objetivo. Na pior das hipóteses, significa adiá-lo. Mas essa continua sendo uma forma de alcançá-lo. É como o junco que aceita se curvar ao vento, ao contrário do carvalho, para não quebrar; é como o nadador que se deixa levar pela correnteza, que o levará para longe da praia, de onde ele pode ser salvo, em vez de arriscar a vida nadando contra ela; é como alguém que já não se lembra do que quer dizer e que só lembra quando desiste de se esforçar para trazer as palavras à ponta da língua.

Relaxar implica confiar, pelo menos em parte, em si mesmo, nos outros, "no destino", como diriam os supersticiosos. E a origem dessa necessidade de controlar tudo muitas vezes decorre da falta de confiança que tivemos nas pessoas que nos criaram e que não se mostraram confiáveis. Mas, se continuarmos presos a isso, não avançaremos. Entregar-se é aceitar mergulhar, o que não nos impede de avaliar o melhor lugar para dar esse mergulho.

Entregar-se permite que você aproveite mais. O autocontrole dá a ilusão da capacidade de escapar da dor e das surpresas desagradáveis, mas também impede as coisas boas: muitos problemas sexuais na capacidade de experimentar prazer (anorgasmia em mulheres, ejaculação precoce em homens) surgem da dificuldade em se entregar ao prazer sexual sem controle do pensamento.

12

AFIRMAR-SE SEM ENGORDAR

OS QUILOS DE CARAPAÇA

Entre as diferentes origens e funções dos quilos emocionais, algumas servem como uma carapaça. Elas foram elaboradas pelo inconsciente com um objetivo protetor contra agressões externas. É um mecanismo de proteção que geralmente é aplicado na infância ou adolescência, mas pode ocorrer em qualquer idade.

Nosso inconsciente não é razoável. Ou, pelo menos, não raciocina como nosso pensamento consciente. Ele tem um funcionamento primário, não levando em conta as consequências de suas ordens. Pode levar a riscos imprudentes para escapar de uma situação de estresse. Na área que nos interessa, diante de um desconforto persistente ou de uma situação de bloqueio, pode promover o acúmulo de quilos emocionais se isso ajudar a evitar a situação em questão, embora o ganho de peso seja prejudicial.

Na psicoterapia, o trabalho consiste em identificar a origem desse mecanismo de proteção e propor ao inconsciente uma alternativa para superar o bloqueio. Não existe tempo no inconsciente. E os mecanismos de proteção postos em prática na infância persistem até a idade adulta por hábito, mesmo que o desconforto original já não seja relevante. Basta desvendá-lo para que o mecanismo perca sua necessidade de existir.

Não faltam razões para adotar uma carapaça.

Por exemplo, Mathilde precisou se proteger de uma irmã mais velha agressiva e que a rejeitava. Essa irmã a maltratava quando os pais não estavam presentes, o que ocorria com frequência, pois, como ambos eram comerciantes, eles trabalhavam sem hora para voltar e a mais velha tinha de ficar com a mais nova. O termo "carapaça" é literal para Mathilde, cujo inconsciente viu nesse invólucro corporal uma maneira de afastar as pancadas.

Alice queria se proteger do padrasto, que se aproximava demais das três enteadas. Ela se lembra de que, sem ser verdadeiramente ofensivo, seus olhares, atitudes e palavras, além de sua maneira de se vestir indecentemente, deixavam Alice desconfortável. Enquanto sua irmã mais velha se tornava excessivamente sedutora, tendo assimilado que apenas seu corpo a tornava interessante, Alice tentava, de modo inconsciente, se proteger das tentações masculinas se escondendo atrás de seus quilos. Mas seu inconsciente, ignorante da sexualidade masculina, não previu que suas curvas poderiam despertar desejo, o que causou um ciclo vicioso de aumento de quilos emocionais.

Para se livrar dessa carapaça, é necessário, antes de tudo, descobrir sua origem. Ao se distanciar da situação, a conscientização pode ajudar a superá-la, como aconteceu com Déborah: "Perdi peso quando meu avô faleceu. Eu sabia que ele tinha abusado da minha prima e entendi que os quilos que surgiram depois e nunca mais me abandonaram serviam como uma armadura. Quando ele morreu, senti-me livre de qualquer ameaça e consegui facilmente me livrar dela".

Também é possível, trabalhando em si mesmo, adotar outros modos de proteção, entre os quais uma atitude ofensiva de liberação emocional por meio da fala, expressão escrita, por atos (iniciando uma ação judicial em casos de abuso, por exemplo), melhorando a autoimagem e se afirmando.

Recuperar a autoconfiança

Recuperar a autoconfiança, ou simplesmente encontrá-la, para quem nunca a teve, faz parte da luta contra os quilos emocionais. De fato, a falta de autoconfiança é uma causa significativa do ganho de peso, seja isoladamente ou em conjunto com outras dificuldades emocionais.

Porque comer é uma maneira de nos satisfazermos emocionalmente. Ganhar peso é uma forma simbólica de ganhar importância, ter mais presença perante os outros e compensar o sentimento de insignificância que nos assola mentalmente. Além disso, a falta de autoconfiança é um fator limitante para o envolvimento em várias atividades, tanto de lazer quanto profissionais. Também dificulta investir em relacionamentos de amizade e amor, em suma, ela restringe a realização pessoal e as fontes de prazer. Isso é uma fonte de emoções negativas e de retraimento, em particular, com apelo à comida para buscar consolo e acalmar a frustração. Em contrapartida, o excesso de peso, devido ou não à falta de autoconfiança, mina ainda mais essa confiança.

Na maioria dos casos, a origem da falta de autoconfiança está ligada à falta de apoio durante a infância. É difícil ter autoconfiança quando nossos pais não confiavam em si mesmos (e, portanto, nos ofereceram um modelo negativo) ou em nós e em nosso potencial. No entanto, os quilos emocionais também podem ser utilizados como uma tentativa de autoafirmação.

Quilos que se impõem

Os quilos emocionais permitem "fazer peso". Impor-se. Ocupar um lugar socialmente. Em particular quando pensamos que nos falta carisma ou riqueza interior.

Essa é provavelmente a motivação inconsciente de Adelaide, uma menina que sofria por passar despercebida, especialmente em relação a seus irmãos, descritos como extrovertidos, atraentes ou bem-sucedidos. Quando adolescente, ela se cansou do excesso de quilos que lhe dava a ilusão de ocupar mais espaço na família e ser, enfim, "notável".

Para Célia, ganhar peso significava se emancipar num sentido mais amplo. Quando menina, ela sofreu com a superproteção dos pais. Seu excesso de peso na infância poderia ser interpretado como uma tentativa de parecer "maior" ou "mais forte" aos olhos de seus pais, para que não a vissem mais como um "pequeno" bebê. Além disso, esse sobrepeso foi acompanhado por uma puberdade precoce.

Outras pessoas desejam ser levadas a sério. Foi o caso de Ariane, que começou a ganhar peso sem motivo aparente quando começou a vida profissional. Como uma mulher bonita, ela percebeu que, no ambiente masculino de sua empresa de máquinas-ferramentas, tinha de redobrar seus esforços para ser considerada igual por seus colegas e superiores hierárquicos e alcançar a carreira que sua ambição e competência lhe permitiam. Além disso, ela sentia a necessidade de evitar destacar sua graça e beleza: o que seu inconsciente assimilou ao mascarar esses atributos físicos sob uma camada de gordura.

Essa afirmação pessoal por meio de quilos em excesso não afeta apenas a imagem que temos de nós mesmos, mas também a imagem que transmitimos socialmente. Marine, assim como muitas outras mulheres na mesma situação, vê-se, por ocasião de uma sessão de devaneios, "como uma coisinha toda pequena e frágil num terno acolchoado bem grosso".

Afirmar-se através do contraste é outra possibilidade. Foi a escolha do inconsciente de Milena, cuja mãe tinha expectativas muito específicas em relação a ela. A mãe desejava que a filha fosse bonita, isto é, segundo ela, muito magra, elegante, espirituosa e sedutora, como as personagens de uma série americana de que ela gostava. Milena se opôs a isso, engordando e perdendo interesse pela moda e por todas essas "futilidades", como ela mesma as chamava. No entanto, afirmar-se pelo contraste é se arriscar a permanecer dependente da

214 Quilos emocionais

mãe, limitando-se apenas à oposição. Foi necessário ajudar Milena a descobrir quem ela queria ser de verdade, independentemente das expectativas de sua mãe. E, embora seu projeto fosse ir ao essencial, sem parar na superfície das coisas, o que ela queria não era ter um peso fora do comum ou agredir a moda, ela gradualmente cultivou suas qualidades de franqueza, seu espírito realista e concreto e sua curiosidade intelectual, enquanto recuperava uma silhueta que não teria sido descrita como magra ou gorda, mas livre de seus quilos excedentes. Além disso, ela conseguiu praticar os esportes radicais que amava com mais facilidade.

Afirmar-se de forma diferente

Para se libertar desses quilos emocionais que têm o objetivo de afirmá-lo, uma vez que você tenha tomado consciência disso, é preciso implementar outros métodos de autoafirmação. Aqui estão algumas pistas e muitas dicas para ganhar peso socialmente sem engordar.

A regra de ouro é considerar que você tem os mesmos direitos que todo mundo. Sua opinião é tão valiosa como a de qualquer um. Assim como suas crenças, seus sentimentos, seus desejos e suas emoções. Como qualquer ser humano, você também tem o direito de não entender de primeira e pedir uma nova explicação, de cometer um erro (errar é humano), de mudar de ideia (só os tolos não mudam de ideia), de não fazer um favor, de discordar.

A palavra é uma das primeiras ferramentas que nos foram dadas para nos afirmarmos. Use-a. Inicie uma conversa, esteja com pessoas conhecidas ou não. Comece falando sobre coisas triviais e não conflitantes, como o clima, e depois fale sobre você. Interesse-se pelo outro sem abordar questões muito íntimas. Em termos gerais, é importante dizer o que pensamos, o que acreditamos, o que sentimos, o que desejamos e o que exigimos. Falar em voz alta para sermos ouvidos, mas de maneira educada, sem agressão, e respeitosos dos desejos e crenças dos outros.

Mas dizer o que se quer, mesmo que o outro queira a mesma coisa, não é desrespeitoso. A negociação vem num segundo momento. Não se deve ter medo de conflitos e é preciso ser capaz de correr o risco de não expressar uma opinião comum. O ideal é argumentar para defender o próprio ponto de vista e, por que não, obter o acordo dos outros. Use mais a primeira pessoa do singular. Você ganhará em clareza, escuta do outro, será mais preciso em seus pedidos e em suas críticas, e prenderá mais a atenção de seu interlocutor, personalizando a relação.

Aceite os elogios que receber, simplesmente agradecendo. Aprenda a fazer isso. Não hesite em pedir favores. E não desista deles sob o pretexto de que anteriormente alguém se recusou a fazê-los.

Aceite críticas justificadas sem choramingar, e não hesite em se justificar se achar pertinente. Por outro lado, recuse críticas infundadas ou excessivamente generalizadas, como "você é péssimo" ou "você é chato", forçando seu interlocutor a argumentar sempre que formular essas sentenças – veremos isso em detalhes mais adiante.

Não recorra a mentiras ou a distorções da verdade, pois isso é uma armadilha em que ficará preso quando perceber o que fez. Diga o que faz, mas também, e sobretudo, faça o que diz, para que sua palavra seja levada a sério.

Trata-se de garantir seus direitos em todas essas circunstâncias, de preservar seus interesses sem prejudicar os dos outros, sem ficar inerte pelo medo de gerar confronto, evitando o uso da raiva ou da violência, e favorecendo a discussão e a negociação em vez de se afastar e apenas esperar que o outro adivinhe o que você deseja.

Uma pessoa assertiva mantém a calma sem vacilar e não considera toda discussão, a priori, como uma briga acalorada. Ela não mostra sinais de exasperação ou grosseria, mas, caso exista uma ameaça, sabe levantar a voz de forma controlada. Ela confia em si mesma, em

216 Quilos emocionais

sua experiência, em seu conhecimento e em sua técnica, ao mesmo tempo que está consciente dos limites de suas competências. Sabe se questionar e avaliar suas atitudes com sabedoria, isto é, apenas se isso permitir que tire proveito para melhorar seu comportamento futuro, evitando a introspecção e as ruminações estéreis.

Acima de tudo, comunique-se bem

A palavra "comunicar" tem como significado etimológico compartilhar e combinar. A comunicação assertiva é ativa e interativa.

Não se trata apenas de ouvir ou falar, mas também de transmitir conhecimentos através da comunicação e também de aprender. Devemos expressar nossos pontos de vista de forma explícita e tão positiva quanto possível, ao mesmo tempo que aceitamos divergências de opinião. É importante deixar de lado, tanto quanto possível, nossos preconceitos, ideias e outras opiniões preconcebidas e evitar procurar significados ocultos ou atribuir intenções não explícitas ao comportamento de nossos interlocutores. Devemos reconhecer quando concordamos com as palavras ou apreciamos a fala ou as atitudes da outra pessoa. Também devemos considerar as trocas anteriores com o interlocutor, sem nos deixar influenciar excessivamente por elas, e dar uma nova oportunidade a cada interação. É fundamental expressar claramente o que queremos dizer, no que acreditamos, pensamos, sentimos ou imaginamos, sem artifícios ou provocações.

O equilíbrio entre o tempo de escuta e o de expressão é essencial, garantindo que compreendemos o que a outra pessoa quer dizer e que somos bem compreendidos por ela, a fim de evitar quaisquer mal-entendidos presentes ou futuros. Devemos ouvir ativamente o outro, mas também nos ouvir para dominarmos bem nossas próprias palavras.

O gesto e a roupa

Além da comunicação verbal, a comunicação não verbal também é importante. É necessário unir o gesto à palavra. O corpo também expressa a confiança de uma pessoa.

As regras básicas são olhar diretamente para o interlocutor, sem fixar o olhar dele (podemos olhar para a boca), falar de forma clara, mas com tranquilidade, sem violência, ficar em pé sem fazer qualquer sinal de ameaça (dedo apontado ou queixo para a frente). Se você precisa ficar atento a isso e aperfeiçoar sua comunicação não verbal, também é necessário aprender a decodificar a do interlocutor para entender o que ele deseja expressar (a comunicação não verbal enfatiza a comunicação verbal, mas às vezes a contradiz) e se certificar de que ele entenda o sentido do que está dizendo.

Nem inibidos nem agressivos, saímos do canto sem "nos colocarmos no centro", como um elefante numa loja de porcelana. Não nos expomos, mas também não nos mostramos categóricos ou bélicos. Devemos transmitir uma imagem de retidão, honestidade e franqueza, sem parecermos frios ou irritantes.

Quando falamos, devemos abrir os olhos para observar as reações do outro, a boca para articular bem, as mãos e os braços para envolver o que estamos dizendo e acolher o interlocutor, o nariz e os pulmões para uma respiração adequada e evitar a falta de fôlego, e os pés para ficarmos estáveis diante do outro (os pés virados para dentro são um sinal de retração). A voz deve ser clara, nem abafada nem estrondosa, e não ser lenta nem apressada demais. Trata-se de tomar nosso tempo para explicar bem o que queremos dizer. Evitando a precipitação, não nos esquecendo de respirar, controlamos a expressão de possíveis sinais de ansiedade.

Devemos prestar atenção às reações físicas do interlocutor, a fim de adaptar nosso discurso e avaliar o impacto de nossas palavras nele.

Uma fala clara e assertiva

Para se afirmar, jamais vou cansar de repetir, é necessário que o conteúdo de sua fala seja claro e contenha uma mensagem explícita. Uma das regras de ouro é enviar apenas uma mensagem de cada vez, mesmo que tenhamos que a expressar de diferentes maneiras para garantir que seja bem compreendida. Trata-se, então, de refletir sobre a mensagem principal que queremos transmitir, ir direto ao ponto e reservar mensagens complementares para argumentar quando for apropriado.

Se associarmos várias mensagens no mesmo discurso, corremos o risco de ocultar o significado e o alcance de cada uma delas. Assim, essas mensagens podem parecer contraditórias – e por vezes são, de fato, porque acabamos caindo numa ambiguidade ou porque procuramos atenuar o alcance de uma mensagem pela qual nos sentimos culpados, afogando-a noutras que se pretendem mais amáveis.

Não ser agressivo não significa que não devemos expressar críticas. Não se deve hesitar em descrever em detalhes as atitudes ou palavras que estamos criticando, assim como suas repercussões sobre nós. Devemos escolher o momento certo para explicar isso e especificar os diferentes impactos que teve em nós (sejam eles concretos ou afetivos). Em seguida, podemos apresentar propostas para encontrar soluções para os problemas levantados.

Como responder às críticas

Ao receber críticas, é preciso, primeiro, deixar de lado as reações emocionais imediatas e ouvir atentamente os detalhes das críticas que lhe são dirigidas.

Se lhe parecerem gerais ou vagas demais, peça explicações, detalhes ou esclarecimentos adicionais. Se as críticas continuarem sendo obscuras, é válido questionar a falta de precisão ou clareza nelas.

Se você considerar que as críticas são fundamentadas, reconheça-as e depois admita como legítimas as emoções que surgiram em seu interlocutor como consequência. Nesse momento, é adequado explicar seu comportamento e expressar suas intenções futuras. Isso pode incluir pedir desculpas, mudar de atitude, propor um compromisso ou manter sua posição, dependendo do contexto.

Caso as críticas pareçam injustificadas, é válido expressar essa percepção e repeti-la, se necessário. É possível reconhecer as reações emocionais do outro, considerando o que ele acredita ser verdadeiro, mas sem ceder à afirmação de caráter infundado das críticas. Argumente com exemplos concretos, quando possível, para mostrar a falta de fundamento e, se não conseguir convencer a outra pessoa, é recomendável se afastar dessa divergência e seguir adiante.

Diante de um pedido que pareça injusto ou que corre o risco de prejudicá-lo, reaja como se estivesse diante de uma crítica injustificada. É possível expressar uma recusa, com ou sem argumento. É possível dizer simplesmente, em resposta a esse pedido, que você não tem vontade de responder, e repita isso, se necessário.

Identifique o que está impedindo você de se afirmar

Para poder se afirmar de outra forma que não sejam os quilos, é importante descobrir o que está dificultando sua autoafirmação e o que gerou a falta de autoconfiança.

O medo de conflitos é uma razão comum para a falta de assertividade, muitas vezes porque confundimos assertividade com agressividade. Quando contemos nossa agressividade devido a uma boa educação, acabamos permitindo que os outros pisem em nós. Há benefícios em evitar conflitos: evitamos o medo inerente a cada "briga" anunciada, ficamos felizes por termos conseguido acalmar a situação, os outros nos agradecem por termos cedido, e passamos a ser o mártir, aquele que se sacrifica. No entanto, essas frustrações repetidas se acumulam ao longo do tempo. As pessoas tendem a desrespeitar cada vez mais e até abusar daquilo que veem em nós como uma fraqueza. Já não contam mais conosco, nem nos consideram um interlocutor confiável. Acabam nos desprezando por sermos aqueles que sempre concordam com a opinião do último a falar, parecendo não ter personalidade.

A raiva contida, os conflitos internos e a baixa autoestima fazem com que nos vejamos não apenas como mártires, mas como "bodes expiatórios", "otários" ou "vítimas", resultando em diversos transtornos psicossomáticos e, em particular, em quilos emocionais.

No entanto, não ter medo de conflitos não significa buscá-los ou provocar qualquer um aleatoriamente.

Afirmar-se é, em particular, saber dizer não; também é preciso saber dizer sim, sim às suas verdadeiras vontades e desejos mais profundos. Além disso, é importante saber expressar gratidão a quem merece. O conflito não é indispensável nesse processo.

Quando alguém, por sua atitude repetida, é fonte de estresse para você, a única alternativa não é permanecer em silêncio por medo de ficar com raiva dessa pessoa e permitir que o aborrecimento se acumule indefinidamente, ou, quando estiver no limite, ficar com raiva e romper os laços com ela. A autoafirmação também significa praticar a arte do compromisso. É o contrário da concessão, na qual cedemos, nos sacrificamos e saímos prejudicados. No compromisso, buscamos encontrar uma solução adequada para ambas as partes.

As amarras da infância, que remontam aos primeiros anos e que o impedem de se afirmar, são, muitas vezes, as mais difíceis de identificar. Aqui estão algumas delas:

- Modelos parentais inseguros, frustrados e submissos aos outros.

- Um ambiente que desvaloriza, menospreza, zomba, trata mal ou culpabiliza.
- Um entorno superprotetor, inquieto, que não dá margem para nenhuma iniciativa por medo de acidente ou fracasso; ou, mais inconscientemente, por medo de sua emancipação.

Trata-se, então, de nos livrarmos dessas amarras, ou melhor, agora que somos adultos, de libertarmos essa criança que éramos, tirando de nossos entes próximos o direito de decidir por nós, e escolhermos novos modelos de comportamento. Ao longo desse processo, é importante se afastar das pessoas em seu ambiente atual que o façam se lembrar muito daquelas de sua infância e que, como as de antes, o menosprezam e reforçam sua falta de autoconfiança.

13

COMBATER A CULPA

COMO NASCE A CULPA

Na infância, várias regras e proibições são transmitidas por nossos pais. É assim que se estabelece um "ideal do eu", isto é, um modelo ideal com o qual desejamos nos parecer. Esse modelo geralmente corresponde àquilo que pensamos que nossos pais querem que sejamos. A partir desse ideal, aparece na criança, que se observa e compara seu ideal com a realidade de seu comportamento, um estado de satisfação ou de insatisfação e de culpa. Quanto mais difícil for satisfazer os pais, maior será o nível de exigência da criança, e ela poderá desenvolver uma baixa autoestima e, a longo prazo, viver com um sentimento permanente de culpa ou ao menos uma tendência a se culpar.

A criança pode se sentir culpada tanto por suas ações quanto por seus pensamentos. Fazer algo errado ou ter vontade de fazer algo errado, a seus olhos, é igualmente grave. Assim, para ela, ação e pensamento têm um valor intrínseco muito próximo. Daí o fato de se recalcar alguns pensamentos, desejos ou fantasias da primeira infância. Mas recalques muito intensos, em contrapartida, favorecem o retorno dos pensamentos rejeitados à consciência, alimentando, assim, um sentimento de culpa. As proibições geralmente funcionam como freios às pulsões.

A assimilação do sentimento de culpa é indispensável. Ele é adquirido nos primeiros anos de vida por meio da educação. Seu objetivo é limitar a sensação de grande poder que a criança tem ao descobrir suas pequenas habilidades, como andar, falar, raciocinar, encantar, entre outros. É através do sentimento de culpa que se desenvolve a autodisciplina e a capacidade de respeitar regras, leis e proibições fundamentais (sobretudo a antropofagia ou o incesto). Ele contribui para o respeito à liberdade e às necessidades dos outros, o que permite uma convivência social harmoniosa. Se fôssemos desprovidos de todo sentimento de culpa, estaríamos sujeitos à lei da selva, já que, pelo que se sabe, apenas os animais são desprovidos desse sentimento.

Entretanto, a culpa é prejudicial em excesso, generalizada e, sobretudo, se não tiver razão de ser. Ela é útil para evitar ações que prejudicam alguém. E é inútil se não se seguir a más ações (e maus pensamentos) e quando aparece após as más ações que não causaram danos a ninguém ou não tiveram nenhuma consequência nefasta. Ela não tem razão de ser quando sua presença ainda nos invade mesmo depois de termos sido punidos, ou depois da reparação do erro.

Diferentes formas de expressar a culpa

A culpa pode se manifestar por meio de comportamentos substitutivos, isto é, quando a pessoa culpada se volta totalmente para os outros, deixando de pensar em si mesma e se sacrificando por outras pessoas. Isso não quer dizer que ela vá, necessariamente, se inscrever em alguma associação humanitária, mas, de forma mais sutil, ela se expressará por meio de atitudes em relação aos outros, dos serviços que poderá prestar, da renúncia às próprias necessidades, colocando-se em segundo plano em relação aos desejos dos outros. Esse comportamento de resgate não é vivido como uma expiação, já que o sacrifício não é visto como uma punição. Pode-se, entretanto, encontrar posturas expiatórias quando um indivíduo impõe a si mesmo, de maneira mais ou menos consciente, uma punição mental (privando-se de atividades prazerosas) e, em casos mais raros, físicas (como ganhar peso ou adotar outras formas de negligência corporal).

A culpa nem sempre favorece comportamentos positivos. A criança ou o adulto pode reagir de forma precipitada, defendendo-se, paradoxalmente, da vergonha e da culpa e levando a transgressão ainda mais longe, numa lógica de "tudo ou nada", ou seja, "quando cometo um excesso alimentar, às vezes penso que, já que estou nesse ponto, é melhor continuar", diz Anne.

Há também mecanismos de negação da culpa. Ela pode ficar oculta e, então, aproveitar-se do sono para se manifestar, por exemplo, na forma de pesadelos.

Razões pessoais

É possível se sentir culpado por uma infinidade de razões, sejam elas objetivas ou não. Cada pessoa tem uma relação muito particular com a culpa, de acordo com sua escala pessoal de valores. E para uma mesma falta, o aparecimento e a duração do sentimento de culpa também dependem das circunstâncias, que podem ser atenuantes ou agravantes.

Esse sentimento de culpa pode ser abrangente e quase constante, envolvendo indistintamente ações, pensamentos e palavras. Ou então pode ser um sentimento profundo e singular, que só desaparece de modo provisório, para despertar logo que uma situação capaz de o relembrar se apresenta, como a dor ao tocar num espinho.

As pessoas que se sentem facilmente culpadas são, em geral, as que têm um forte senso de responsabilidade. Querer assumir a responsabilidade pelas pessoas ao seu redor, aceitar diversas responsabilidades e se comprometer com tudo favorece, de fato, um sentimento de culpa quando as coisas não saem exatamente como planejado.

Algumas pessoas devem seu sentimento de culpa a uma educação que o perpetuou e ampliou. "Toda vez que eu tinha um problema", diz Eduardo, "meu pai me perguntava, antes de qualquer coisa, o que eu poderia ter feito para que aquilo acontecesse comigo." "Quando era pequena", recorda-se Juliette, "meus pais me davam a responsabilidade de sempre tomar conta da minha irmã menor, e me culpavam por todas suas bobagens, assim como por todos os problemas que ela tinha."

Uma educação que não culpe, mas que coloque a criança no centro de tudo, também favorece um sentimento de culpa constante. Ser tudo para seus pais! Que responsabilidade! Quando o mundo gira em torno da criança e só parece que tudo está certo graças a ela, há motivos para que, mais tarde, ela se sinta responsável e, consequentemente, culpada por tudo o que se passa a sua volta.

Outros eventos da vida podem ser causadores de culpa, e de forma significativa. Catherine diz: "Sempre houve dúvidas sobre a minha concepção. Essa suspeita de adultério da minha mãe nunca foi inteiramente eliminada por mim. Meu pai sempre duvidou da minha filiação, embora nunca tenha me falado sobre isso de forma direta. Eu sempre me senti ilegítima e, assim, vivi insegura e com um sentimento de culpa constante, como se carregasse o erro da minha mãe".

Max acreditou por muito tempo ser responsável pela doença de sua irmã, acometida por um câncer ósseo na perna quando ambos eram crianças. Na verdade, o câncer foi detectado após uma fratura causada numa briga entre os dois, num osso já fragilizado pela doença. Por falta de explicação, Max, em seu imaginário infantil, estabeleceu uma associação direta de causa e efeito entre aquela briga e a progressão grave da doença de sua irmã. Desde muito cedo, ele sufocou sua culpa ganhando peso, que ele manteve até a idade adulta. Somente depois de psicoterapia, quando tinha mais de trinta anos, ele descobriu seu equívoco.

Entre os erros imaginários, temos o caso de Aurora. Adolescente quando os pais se separaram, Aurora pediu para ficar sob a guarda do pai, o que foi aceito pelo juiz. Ela sentiu uma culpa inconsciente, imaginando que seu pai, que não se casou novamente, a escolhera em vez de sua mãe. Seu "erro edipiano" foi acreditar ter roubado o marido de sua mãe; ela imaginava ser responsável pelo divórcio, pelo fato de ter se aliado ao pai durante os conflitos do casal.

PARE DE SE PUNIR!

Muitas mulheres com sobrepeso comem, mesmo sem fome, por diferentes motivos: necessidade, vontade, hábito, reflexo, instinto, tédio, para acalmar ansiedade ou tristeza, camuflar emoções... e nem sempre, longe disso, por prazer. Ganhar peso também não é, em geral, algo satisfatório. É claro, já vimos que ganhar peso ou comer confere a algumas delas benefícios secundários. Mas não a todas. Para outras, ao contrário, comer em excesso é o equivalente a uma punição que elas se infligem.

A ideia de se punir através da comida não é tão absurda quando se pensa na história do suplício de Tântalo. Essa ideia se torna mais consistente nos mitos contemporâneos: no filme *Se7en: Os sete crimes capitais*, um thriller mórbido sobre os sete pecados capitais, a gula é ilustrada por um homem condenado a morrer de tanto comer. Comer em excesso e ganhar peso em consequência disso pode, às vezes, estar ligado a um comportamento de autoagressão. Trata-se de prejudicar a si mesmo dentro de um contexto de masoquismo erótico, mas mais frequentemente como uma forma de se punir por erros cometidos, reais ou imaginários.

Para saber se você está se punindo ao comer em excesso, anote todas as possibilidades de bem-estar que seu peso atual o impede de alcançar. Se a lista for muito mais longa do que a lista de benefícios que a alimentação lhe proporciona, é possível suspeitar de um comportamento autopunitivo. Essa suspeita será confirmada se você continuar ganhando peso mesmo quando coisas positivas acontecem em sua vida. A descoberta de um erro passado é tão importante quanto desvendar o pivô de um crime. Mesmo que você considere que já tenha sido suficientemente punido ou que proponha alguma forma de compensação simbólica. Em caso de erro imaginário, será, antes de tudo, a análise da natureza infundada desse erro que vai permitir que você se liberte. No entanto, a reparação simbólica ainda pode ser eficaz. Falar do assunto com a suposta vítima, buscando esclarecimento e perdão, foi o método escolhido por Aurora, que conversou com a mãe sobre seu sentimento de culpa e recebeu palavras que a acalmaram.

As razões para se punir aumentam ao longo do tempo, e novos erros, reais ou imaginários, podem se acumular. Entre esses, o não cumprimento das regras do regime que nos prometemos e as diferentes "recaídas" são também erros de quem se punirá... comendo ainda mais.

Uma culpa antiga ou um sentimento de culpa constante, assim como outros modos de culpa ocasionais, levam a comer sem fome como forma de buscar conforto ou punição.

A alimentação, pelo prazer ou sensação que proporciona, pode enterrar o sentimento de culpa ou desviá-lo provisoriamente. Mas também pode acontecer de a alimentação reativar ou transformar esse sentimento noutra forma de culpa: a culpa de comer quando você decidiu perder peso.

Por outro lado, comer sem fome e sem um propósito é o equivalente a uma penitência, uma forma paradoxal de aliviar o peso da culpa, uma espécie de castigo físico. Não é esse o castigo reservado aos gulosos no inferno (na verdade, aos glutões e vorazes)? É possível se surpreender com o fato de um castigo proporcionar prazer, mas a mente humana é construída de tal forma que punições e tormentos prolongados induzem mecanismos que poderíamos chamar de "erotização masoquista", principalmente através da liberação de endorfina, e fazem da expiação uma fonte de satisfação.

Como se livrar disso?

Quando a culpa está presente, tendemos a escondê-la o máximo possível, tanto dos outros quanto de nós mesmos, chegando ao ponto de ignorar sua origem. No entanto, é importante compartilhar esse sentimento com alguém em vez de ficar remoendo a culpa. Essa ruminação é um mecanismo que armazena os quilos emocionais. Deve-se fazer com que a hipótese de um erro seja a oportunidade para falar de si mesmo e de analisar, junto com outras pessoas, as origens, objetivas ou não, desse sentimento doloroso. Se a culpa for justificada, será possível reparar o erro. Mesmo assim, ela deve permanecer em proporções razoáveis e não se transformar num poço sem fundo.

A reparação não deve necessariamente envolver a pessoa em relação à qual nos sentimos culpados, e que às vezes está ausente. O bem que fazemos aos outros muitas vezes equilibra o mal que possamos ter feito – é o princípio da cadeia do amor. Da mesma forma, a dívida de amor, que temos com nossos pais e que pode parecer impossível de ser paga, é retribuída a nossos próprios filhos através da atenção e cuidado que dedicamos a eles. Não se trata de punição, mas de encontrar uma motivação adicional para fazer o bem.

Entretanto, a culpa, em suas raízes, duração ou intensidade, muitas vezes é injustificada. Nesse caso, é preciso identificar os pensamentos distorcidos que a alimentam. O catastrofismo é um desses padrões de pensamento, que consiste em fazer tempestade em copo d'água. Convém, então, que se conserve o senso de proporção. Será que as consequências do que você fez, pensou ou disse são realmente tão graves assim? Existem provas das supostas consequências de seus atos? É preciso aprender a distinguir fatos de pensamentos. Se é possível se sentir culpado por atos que prejudicaram alguém, você é livre em seus pensamentos mais negativos. Recuse-se a acreditar em pensamentos mágicos: não é porque desejou o mal a alguém que você é responsável se esse mal se concretizar.

Pare de julgar tudo e, principalmente, pare de se julgar de forma mais severa do que julgaria outra pessoa. Deixe de personalizar tudo: você não é o centro do universo e não é o único responsável por tudo o que acontece a sua volta. Certamente, aqueles que não fazem nada não correm o risco de se sentirem culpados por um erro cometido. Quanto mais responsabilidades assumimos, mais expostos estamos a falhas, mas é importante observar o balanço geral, que, na maioria das vezes, é positivo. Tome, então, consciência de que a culpa associada a um erro específico não deve mascarar todas as coisas que você fez certo noutras situações. Aprenda a ser tolerante consigo mesmo, assim como é com os outros. Faça as pazes consigo mesmo.

14

O REENCONTRO DE UMA HARMONIA INTERIOR

A busca pela harmonia interior implica cumprir todos os dias suas obrigações (cuidar de si mesmo, trabalhar, cuidar dos filhos, arrumar a casa, lidar com tarefas burocráticas etc.) e ter aquilo que é necessário, sejam bens materiais ou espirituais (o amor do parceiro, a sensação de boa saúde...). E ainda é preciso estar apto a aproveitar tudo isso, isto é, sentir-se bem consigo mesmo para poder fazê-lo. É por isso que, para alcançar a harmonia interior, é preciso, antes, nos livrarmos de uma culpa desnecessária, e aprender a não se preocupar tanto e a se encarregar de viver o próprio bem-estar.

Na luta contra os quilos, só se pode fracassar ao querer enfrentar o problema de frente, afinal o combate é contra si mesmo. E é um erro acreditar que se deve lutar contra si mesmo para emagrecer. Os regimes rigorosos e agressivos só fazem mal. É preciso, ao contrário, estar sempre se ajudando.

PARE A GUERRA

Pare de viver seu projeto de emagrecimento como um combate. Não é assim que você manterá um peso saudável por um longo tempo.

Sobretudo no que envolve os ganhos de peso emocional. Não declare guerra, nem contra os quilos, nem contra os alimentos, nem principalmente contra você mesmo. Ao contrário, faça as pazes com tudo isso.

Seus quilos não são responsáveis por seus problemas de equilíbrio emocional. Eles são apenas uma consequência desses problemas. Eles refletem as preocupações que você tem consigo mesmo. Eles são uma espécie de escudo de proteção, uma armadura que espera que você esteja mais forte internamente, ou menos inquieto em relação ao mundo ao seu redor, para então poder se livrar deles. Noutras situações, eles são apenas a expressão, o porta-voz de algum desconforto emocional.

Os alimentos não são inimigos. Eles não têm nada contra você. Todos nós precisamos deles para viver: são nosso combustível e nossa fonte de construção e renovação. São também uma formidável fonte de prazer. O problema surge quando fazemos uso inadequado deles, o que pode nos prejudicar.

Não os trate como inimigos. Tenha certeza de que, nesse caso, você seria a vítima. Seria tão absurdo quanto tentar se suicidar na esperança de mudar de vida. É necessário parar de se dividir em duas pessoas distintas. Pelo contrário, é aliando-se a si mesmo que você resolverá o problema de seus quilos emocionais. Reencontre sua unidade interior. Descubra sua verdadeira natureza. Identifique e resolva os conflitos internos que geram discórdia dentro de você. Fazer as pazes consigo mesmo não significa desistir; significa buscar e reconectar ou fortalecer os laços entre suas diferentes versões de si mesmo, a fim de encontrar coerência e unidade.

Parar de guerrear contra si mesmo é aprender a se desconectar em alguns momentos. Para não se precipitar em relação aos alimentos, é preciso aprender a conhecer suas verdadeiras vontades. Saber o que você deseja e do que você realmente precisa não é fácil para todos, em especial porque hoje oscilamos entre dois extremos: a busca por satisfação imediata e o controle absoluto do prazer.

No início da vida, queremos tudo e o que faltou também, ou nada do que nos é oferecido, sem saber exatamente o que gostaríamos como alternativa. Para descobrir o que queremos, é preciso experimentar, e há muitas coisas esperando por nós, das quais pressentimos as delícias, mas desconhecemos o sabor. À medida que crescemos, através da educação, aprendemos a nos conhecer e a nos definir com base na especificidade de nossas necessidades e desejos.

Infelizmente, hoje em dia, a satisfação imediata é a ideologia que predomina. A felicidade precisa ser instantânea. O autocontrole é desprezado. Não se acredita mais num futuro promissor, e aqueles que persistem são informados de que "um pássaro na mão vale mais do que dois voando". O termo "adultescente", que descreve os adultos que nunca deixam de "não crescer", combina bem com essa recusa à frustração que é característica de crianças e adolescentes. O "quero tudo agora" tem sua sequência, o "tudo ou nada". A ascese, ou austeridade, e sua forma alimentar, a anorexia, são o outro lado da moeda em relação à entrega voraz ao prazer. Na ascese, de acordo com a escritora Amélie Nothomb, que passou por um período de anorexia na adolescência, "trata-se de desfrutar de algo na completa ausência desse algo". Nesse caso, a grande capacidade do indivíduo é triunfar sobre suas necessidades fisiológicas. A menos que tudo isso seja apenas um meio de aumentar a intensidade do prazer através de episódios bulímicos que às vezes sucedem o controle anoréxico.

Para recuperar a harmonia consigo mesmo, superando a gula ou a anorexia, não se deve temer o prazer, mas, sim, descobrir suas verdadeiras necessidades, desejos e vontades. Isso faz parte da busca por si mesmo.

Faça um balanço de suas vontades

Ligue seu computador (ou pegue papel e lápis) e anote para cada área de sua vida aquilo que você prefere, o que gostaria de melhorar e o que suprimiria para se sentir melhor.

Trabalho: Defina o seu trabalho em termos quantitativos e qualitativos. Estou exercendo a profissão que queria? Estou fazendo o que gosto? Dedico tempo demais, ou de menos, a meu trabalho?

Avalie cada um desses pontos para identificar o que pode ser melhorado, como organização (distância, horários, ritmo, feriados), condições de trabalho (espaço, interesses), relações profissionais (colegas, chefe, clientes), salário e projetos profissionais (definição de objetivos, formação profissional, possibilidades e como realizá-los).

Lazer: Faça um balanço de suas atividades de lazer atuais e compare com o seu lazer no passado. Projete novas atividades de lazer ou férias e pense na organização em termos de tempo e orçamento.

Saúde: Anote a data de seu último *check-up* e avalie a necessidade de fazer um novo. Considere ações de prevenção (praticar esportes, parar de fumar ou beber, se vacinar e iniciar uma alimentação saudável).

Amor: Avalie seus sentimentos no plano qualitativo e quantitativo, assim como a evolução deles. Avalie também os sentimentos do seu parceiro. Calcule o tempo compartilhado e estude a possibilidade de passarem mais tempo juntos. Conversem sobre a história de cada um e sobre os projetos em comum. Façam um balanço dos obstáculos que os separam (trabalho, família do outro, ritmo de vida) e dos elementos que os unem (lazer, sexualidade, filhos, amigos em comum).

Amizade: Avalie se os amigos do casal são amigos de verdade ou apenas conhecidos. Analise o tempo dedicado a eles e identifique os obstáculos e os elementos de união. Verifique também onde estão seus amigos antigos e tente reavivar as amizades enfraquecidas. Considere a possibilidade de fazer novas amizades.

Família: Faça uma lista dos pontos positivos e das preocupações relacionadas aos pais, sogros, irmãos, cunhados e filhos. Identifique o que pode melhorar. Anote do que é necessário abrir mão. Defina as prioridades de ação (como escolaridade, saúde, doenças dos pais e o tempo que vocês passam com as crianças).

Centros de interesse: Anote aquilo de que você gosta na vida e verifique se está aproveitando o bastante. Identifique também o que não gosta, mas que ainda está fazendo.

Aparência: Descreva-se como você se vê, no âmago de si mesmo (fechando os olhos), e como acha que é visto pelos outros. Reflita sobre como gostaria de ser.

Essa lista não é grande, portanto, não hesite em revisá-la outras vezes. O objetivo é não negligenciar as diferentes partes que compõem sua vida atual e que poderão constituir sua vida futura. A aparência e a saúde são apenas parte de um conjunto que define quem você é globalmente. Por exemplo, se você é mulher: é mãe, companheira, amiga, profissional, colega, paciente, vizinha, parceira de esporte, entre outras. Cada uma dessas facetas tem os próprios desejos, necessidades, preocupações, sucessos, contrariedades e objetivos. Tudo isso gera emoções que agem sobre a silhueta. É reequilibrando o conjunto de sua identidade que você terá a possibilidade de modificar sua aparência. Mas, para poder fazer isso, é necessário decompor essa identidade parte por parte.

Num segundo momento, uma vez que você tenha feito o balanço de sua vida, é necessário agir para fortalecer os pontos positivos e melhorar aqueles que prejudicam o seu bem-estar (por exemplo, a necessidade de melhorar as relações com os colegas ou estabelecer limites com os pais).

Confie em você

Para encontrar sua harmonia interior, é fundamental estar atento a si mesmo e aprender a se conhecer. Mas, antes disso, é necessário confiar em si mesmo. Não há duas pessoas iguais. Deixe de se comparar aos outros. É seu destino que está sendo escrito. Se acredita que está sendo o que os outros fizeram de você, torne-se aquilo que deseja fazer de si mesmo. Assim como todo mundo, você utiliza apenas 10% da capacidade do cérebro, que contém potencialidades ainda não exploradas. Você não é mais criança, mas ainda tem muito para aprender, assim como a criança que você era aprendeu até se tornar a pessoa que você é hoje. Esteja atento a seus pensamentos, valores, emoções e verdadeiras vontades.

Aceite o fato de que não é possível controlar tudo, que o futuro é incerto e que a vida é uma aventura. Se a vida lhe estender a mão, você não pode fazer outra coisa senão confiar. Não dê às dificuldades da vida mais importância do que elas realmente têm. Não negligencie nada nem aceite o que lhe seja imposto como a única escolha possível na vida. Aprenda a dizer "sim" e também aprenda a dizer "não" sem acrescentar um "mas" se você já aprendeu a dizer "não". Desista de querer alcançar cumes impossíveis, mas também não hesite em subir as montanhas que o levam a cada vez mais alto. Diante das frustrações, desista, espere, contorne ou recomece mais tarde. Faça todas as perguntas que lhe fazem e que você faz a si mesmo, mas não se sinta obrigado a ter todas as respostas.

Identifique seus gostos, aversões, aspirações, habilidades, emoções predominantes ou passageiras, crenças, medos, dúvidas e certezas. Para isso, esteja atento a seu corpo e suas necessidades, identificando os vários sinais que ele transmite, como fadiga, tensão interna, desejo sexual ou fome. Aproveite os momentos de pausa, nos quais você não pode fazer muito, como durante um trajeto de ônibus ou avião, numa sala de espera ou antes de dormir, e se concentre no que seu corpo está sentindo no momento presente, sempre se lembrando do que sentiu ao longo do dia.

ROMPA COM SEUS HÁBITOS

Colocar-se em situações diversificadas é outra maneira de se descobrir. Somos todos prisioneiros de hábitos de vida que representam uma gaiola dourada, já que ela nos dá segurança; mas também nos priva da liberdade de sermos totalmente nós mesmos. Pôr-se à prova do novo exige esforço, mas dá sabor à vida e, mais uma vez, proporciona novos pontos de vista sobre nós mesmos.

Adote novos comportamentos com as pessoas, tente reagir de forma oposta a seus padrões habituais, só para se testar. Nas situações em que geralmente você diria "não" a um favor pedido, diga "sim" e vice-versa. Você observará as reações de surpresa das pessoas ao seu redor ou, de qualquer forma, reações inesperadas que, aliás, vão lhe proporcionar insights sobre elas. Você também perceberá que pode ser diferente e, de fato, agir de forma diferente com os outros. Mude também seu comportamento consigo mesmo: maquie-se pela manhã, caso não faça isso habitualmente, ou se vista de forma descontraída, caso seja do tipo formal, e observe a reação das pessoas e como você se sente. Mudar sua rotina também significa modificar seu ritmo de vida: dormir até mais tarde aos domingos, se você não costuma fazer isso, ou acordar cedo e se surpreender com tudo que se pode fazer de agradável num domingo de manhã; mudar o trajeto para o trabalho; almoçar num restaurante em vez de comer no refeitório da empresa; fazer isso sem motivo específico, apenas para se testar e se conhecer melhor.

INTERPRETE UM PAPEL: O SEU

Reunir suas identidades parciais para descobrir sua identidade global permite que você realmente saiba quem é e seja honesto consigo mesmo. No entanto, isso não deve impedi-lo de interpretar.

Interpretar um papel, seja sozinho ou com outras pessoas, é uma maneira de experimentar o que você poderia ser e, às vezes, liberar potencialidades que estão apenas esperando para serem exploradas, mas que você desconhecia. Essas potencialidades, esses traços de personalidade e emoções são como sementes ou mudas que nunca foram regadas ao longo de sua vida, ou não o suficiente, e que permaneceram adormecidas, aguardando as circunstâncias certas para florescerem. Se essas circunstâncias não se apresentam, podemos passar completamente alheios ao que poderíamos ser ou ao que realmente somos. Interpretar um papel é uma tentativa de buscar essas potencialidades, identificá-las e cultivá-las. Por exemplo, se você acha que não tem habilidade na cozinha, faça isso mesmo assim, como se fosse um bom cozinheiro, abra um livro de receitas e siga as instruções, imaginando-se no papel de um chef profissional. Talvez o resultado não seja tão bom quanto os pratos feitos por sua mãe, mas provavelmente será melhor do que imagina.

AGRADE-SE

Os quilos emocionais, como vimos ao longo deste livro, muitas vezes são consequência de conflitos psíquicos, de frustrações, de autopunições. Se você comer verdadeiramente por prazer, por gosto, e não por uma pulsão, uma vontade repentina, por hábito, tédio, tristeza, raiva ou obrigação (por exemplo: "Preciso comer pela manhã para ficar em forma, como recomendou o médico"), há poucos riscos de acumular quilos emocionais. Quando se come por prazer (exceto no

238　Quilos emocionais

caso em que o prazer sentido é fonte de culpa), não há necessidade de comer demais, pois as primeiras mordidas que são as melhores. Depois, o prazer diminui. O prazer também vem do desaparecimento da sensação de fome assim que a glicemia aumenta.

Mas não se deve confundir os prazeres. É preciso, sobretudo, diferenciar o prazer do paladar do prazer de compartilhar um momento de convívio com amigos à mesa. É importante preservar esses momentos, pois eles fazem bem para a mente. É bom desfrutar da conversa com amigos, rir, falar, mas sem confundir isso com um momento de comer sem limites, isto é, além da fome. A leveza desses momentos combina bem com a leveza do que se consome.

Por outro lado, não coma se isso não lhe traz prazer. Se o que está no seu prato não lhe convém, não se force a comer por medo de desagradar quem convidou ou por medo de ficar com fome mais tarde. Não hesite em dizer que não está com fome e tenha consigo algo de que goste, sem temer a fome mais tarde. Esteja em sintonia com suas reais necessidades e desejos. Alimente-se com o que você gosta de comer e se recuse a comer como um dever, uma semiobrigação (por exemplo, só porque é hora de comer) ou por temores diversos. Essa é uma etapa primordial na regulação que liga suas emoções ao ato de se alimentar. Dessa forma, você evita calorias desnecessárias ou indesejáveis e aprende a respeitar seus desejos, a prestar atenção a seu corpo, o que previne o acúmulo de quilos emocionais.

Nas comemorações em família ou entre amigos, a tendência é comer mais do que o necessário. O caráter festivo e o consumo de álcool, que quase sempre está presente e desinibe, favorecem o exagero, que acaba quebrando expectativas de restrição calórica. Isso leva as pessoas, durante um regime, a fugir dos almoços e jantares entre amigos ou em família e se isolar para se alimentar. No entanto, compartilhar uma refeição não precisa ser sinônimo de excesso. Comer sozinho pode ser entediante e uma fonte emocional de nutrição insuficiente. Almoçar com um amigo favorece a conversa e a troca de emoções, preenchendo-nos sem nos fazer engordar. No entanto, ao sair, prefira lugares não muito barulhentos para que seja possível conversar adequadamente. Estudos demonstraram que, em bares onde a música está alta demais para conversar, o consumo é maior, especialmente o de álcool.*

Desenvolver outras fontes de prazer não significa renunciar ao prazer de comer. É ampliar o campo de suas potencialidades de prazer, permitindo que você não seja prisioneiro nem dependa de um único modo de buscar satisfação. Experimente novas atividades ou tente redescobrir prazeres que já teve no passado e dos quais talvez tenha abdicado por várias razões (proibições familiares, incompatibilidade com a vida conjugal, filhos pequenos, falta de confiança em si mesmo ou limitações relacionadas à idade).

---

* Nicolas Guéguen, professor de ciências comportamentais na Université Bretagne Sud.

Conclusão

Ganhar peso não é apenas questão de calorias ou de exercícios físicos. Também está ligado às emoções. Emoções negativas, quando frequentes, intensas e não devidamente compensadas por emoções positivas, resultam nos quilos emocionais. As emoções influenciam a escolha de alimentos, os comportamentos alimentares e afetam diretamente o armazenamento de gordura. Isso vale tanto para crianças quanto para adultos. Os numerosos fatores de influência sobre esses quilos emocionais estão em todos os setores nos quais podemos agir.

No caso de uma abordagem abrangente das origens, a educação recebida, mesmo que não possa ser alterada, pode ser analisada, e esse distanciamento é o primeiro passo para novos condicionamentos, novas fontes de prazer e a exploração de novas potencialidades. Independentemente da educação, uma análise da personalidade e da história individual servirá como base para possíveis rearranjos internos. Combater os efeitos do estresse nos quilos emocionais envolve modificação do ambiente, ajustes nos padrões de pensamento e o uso de diferentes técnicas para limitar o impacto da mente sobre o corpo. Identificar as emoções que desencadeiam possíveis ganhos de peso permite responder a cada uma delas de forma adequada. Uma vez identificadas as causas emocionais, a batalha será travada contra a dependência de alimentos ou do ato de comer, contra o humor depressivo, as obsessões mentais, a falta de confiança em si mesmo, a imagem distorcida de si, o autocontrole excessivo, a falta de vontade, a culpa limitante, a autossabotagem, a falta de harmonia interior ou a falta de prazer e de existência própria.

É possível se livrar dos quilos emocionais e perder peso se protegendo e se libertando de emoções negativas, sejam elas isoladas ou combinadas. Essa libertação, juntamente com um reequilíbrio interno, permite reencontrar sua verdade interior e ser, finalmente, "você mesmo".

AGRADECIMENTOS

À dra. Cathy Skrzypezak, por sua amizade.
Ao dr. Gilles Marie Valet, por sua visão clara.
À dra. Evelyne Bacquelin-Clerget, por sua retidão.
Ao dr. Fabrice Samain, por sua fidelidade.
À Mathilde Nobécourt, por seu entusiasmo.
Aos meus pais, por sua inteligência.

Em www.leyabrasil.com.br você tem acesso a novidades e conteúdo exclusivo. Visite o site e faça seu cadastro!

A LeYa Brasil também está presente em:

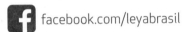 facebook.com/leyabrasil

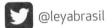 @leyabrasil

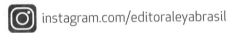 instagram.com/editoraleyabrasil

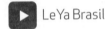 LeYa Brasil

ESTE LIVRO FOI COMPOSTO EM DANTE MT STD,
CORPO 12 PT, PARA A EDITORA LEYA BRASIL